k a z e n o u t a

風のうた 三たび

藤田三四郎詩文集

F u j i t a S a n s h i r o

療養所生活記録
群馬県ハンセン病資料

新葉館出版

藤田三四郎さんからの贈り物
―人生百年時代を生きる私たちへ―

このたび、当園の入所者自治会長を務める藤田三四郎さんが、詩文集『風のうた・三たび―療養所生活記録・群馬県ハンセン病資料』を刊行することになりました。本書は、『風のうた―偏見と差別解消が芽吹きする』、『続・風のうた―偏見と差別解消の蕾萌え』に続くシリーズ第三弾で、藤田さんの著書としては二十冊目となる記念すべき作品です。藤田さんは一九二六年（大正十五年）二月生まれ、まもなく満九十四歳になられます。一冊目の詩文集『箱舟の櫂』を刊行したのは一九八八年（昭和六十三年）、藤田さんが満六十二歳のときだったそうです。還暦を過ぎてから三十年以上にわたって著書の刊行を続けてこられた藤田さんのバイタリティーに、心から敬意を表したいと思います。まさに人生百年時代の先駆けとなる生き方です。

私が藤田さんと初めてお会いしたのは、二〇一二年（平成二十四年）四月でした。群馬大学医学部医学科五年生の一泊二日の草津研修旅行で、私は引率教員の一人として国立療養所栗生楽泉園を訪れました。九十八名の医学生とともに、中央会館で藤田さんの講話を拝聴してから社会交流会館と納骨堂を見学しました。野球帽にサングラス姿の藤田さんは、職員が押す車椅子に乗って登場するや、十四歳で少年飛行兵として陸軍に入隊し戦闘機の整備に従事したこと、宇都宮の航空駐屯地で不幸にもハンセン病を発病し、十九歳で宇都宮陸軍病院から栗生楽泉園に列車で護送収容されたこと、炭背負いなど過酷な患者作業に従事したこと、特効薬プロミンが登場してハンセン病が治る病気になったこと、らい予防法が廃止されて隔離政策が終わったこと、らい予防法違憲国家賠償請求訴訟で勝訴したことなど、自身の体験を熱っぽく語ってくださいました。熱が入る余り、予定の時間を過ぎても話し足りない藤田さんでしたが、職員に促されてこの日の講話を終了し、会場を後にされました。当時の私は、まさか自分が栗生楽泉園で働くことになるとは夢にも思いませんでした。人生何が起こるかわかりません。

二〇一五年（平成二十七年）四月、私は群馬大学医学部准教授の職を辞し、第十代園長として栗生楽泉園に着任しました。前任の東正明園長が定年を過ぎても後任が見つからず途方に暮れているとお聞きし、少しでもお役に立てればと園長就任をお引き受けしたのです。三年前の施設見学の体験も、このときの私の決断を後押ししてくれました。それから五年、私は園長、藤田さんは入所者自治会長という立場で、お互いに協力し合いながら施設運営に取り組んできました。その中で私は、藤田さんから「三つの心」を学びました。一つ目は「平和を愛する心」です。藤田さんは、折に触れては「戦争は、どのような理由があろうとも、絶対にしてはならない」と訴えます。戦後世代が人口の八割を超え、戦争の悲惨さを語れる人が年々減少する中、戦争の記憶の風化が懸念されています。今こそ私たちは、戦争体験者である藤田さんの言葉を真摯に受け止めるべきなのではないでしょうか。二つ目は「人権を尊重する心」です。かつて、ハンセン病患者は、隔離政策のもと療養所に強制収容され、外出も許可されず、断種や堕胎を強制されるなど、多くの人権侵害を受けてきました。藤田さんの半生も、これらの人権侵害との闘いの歴史に他なりません。私たち一人ひとりが人権を尊重する心を持つことが、偏見・差別のない社会への第一歩であると私は考えます。三つ目は「感謝を忘れない心」です。藤田さんは、三度の食事を終えるたびに、合掌して「美味しい食事をありがとう。介護してくれてありがとう」と感謝の気持ちを声に出して職員に伝えます。パナソニックの創業者である松下幸之助氏も「感謝の心を忘れてはならない。感謝の心があってはじめて、物を大切にする気持ちも、人に対する謙虚さも、生きる喜びも生まれてくる」と言っています。私も、感謝の心を忘れることなく人生後半を生きたいと思います。以上、藤田さんから学んだ「三つの心」は、人生百年時代を生きる私たちへの最高の贈り物であると、私は心から感謝しています。

藤田さん、百歳の長寿をめざして、ますます元気でお過ごしください。

二〇二〇年（令和二年）一月

国立療養所栗生楽泉園長
坂本　浩之助

風のうた 三たび

目次

第二章　将来構想の実現のために——二〇一七年　29

第三章　人のために生きる――二〇一八年　75

第五章　ハンセン病行政資料調査報告書より――二〇一五年三月　169

風のうた 三たび

――療養所生活記録・群馬県ハンセン病資料

第一章　季節の花に寄せて

――詩――

桜

桜前線が草津の池にも訪れた
満開の桜を凝視する
風もないのに桜の花びらが
ひらひらひらひら舞い落ちる
私は手のひらでその花びらを受ける

花びらが問いかける
今から七十二年前の沖縄戦で
海の藻屑となったはずのお前が
なぜ生きている

風が吹いてきた
手のひらに受けた花びらは
風に乗って地に帰っていった
私も桜の花びらのようにいずれ地に帰っていく
日本はこれから殺人兵器の研究をするという

母の日

東京の孫より
カーネーションの鉢植えが届いた
早速亡き妻へ供えた
天国の妻より
ありがとう…の声が聞こえた

東京の孫へお礼の電話をかけた
「ばあちゃんの所へ行きたいけれど
子供が小さくて行けません
お盆に家族を連れて行きます」

今日は母の日
私も天国の母に
産んでくれてありがとうと言った
母は七十八歳でこの世を去った
私は九十一歳まで生かされている
母に感謝…

予算獲得統一行動

平成三十年度予算獲得統一行動に行く
六月五日朝
園の公用車で出発
正門の松林から蝦夷春蝉の鳴き声
草津高原の新緑の中を車は行く
渋川から高速道路
車窓に映る麦秋
ふと遠き日の麦刈りの風景を思い出す
練馬インターから都内の道路を走る
街路樹は青々と青葉が茂っている

午後四時より

弁護士会館において戦術会議
政府の責任で基本法の完全実施を要求
医師看護師の欠員を補充するための大幅な予算要求
将来構想を視野に入れた施設設備の促進
その他

翌六日
厚労省会議室において
健康局長及び難病疾病課交渉
医政局長及び医療経営支援課交渉
高齢化した全療協の各支部長たち
支部の実態を訴え
理解を得るため積極的に発言する
真の人権回復のために
我々はこれからも闘い続けていく

手に感謝

私は昭和二十年七月七日、宇都宮陸軍病院から強制隔離のため護送され栗生楽泉園に入園しました。

昭和二十二年、新薬プロミン治療により二十八年には病気が完治しました。

私の手は発汗作用があったので不自由を感じることなく自分で生活してきました。

昭和五十五年頃から両手に麻痺がおこり自分で釦をかけられなくなりました。

どうにかして釦をかけられるようにしたいと思い、試行錯誤しながら釦かけを考案して、釦をかけられるようになりました。

現在ではマジックテープのおかげで釦をかけることなくシャツが着られます。

老齢になってくると身体の機能が衰えて、昨日出来たことが今日はできなくなることが増えてきます。

現在の療養所は看護師、看護助手の方たちがお世話してくれるので安心して生活していられます。

私は入園した年から現在まで自分なりにいろいろと補食を作っています。毎日作ることが出来るのは変形した指、麻痺している手が動いてくれるからであり、私は自分の手に感謝しています。

私には血のつながりがない孫たちが二百人います。

その孫たちが、じいちゃんのみそ汁、ご飯、煮た花豆がとっても美味しいと褒めてくれます。

花豆を煮るには日にちがかかるから、来る三日前には連絡してくれるようにと孫たちに言っています。

孫から連絡があると腕によりをかけて花豆を煮て、孫の来るのを楽しみに待っています。

コスモス

夏のはじめから秋の終わりまで
色鮮やかに咲き乱れるコスモス
私は自治会へ出退勤する道すがら
コスモスの花を愛でている

台風が来ると
一メートル五十センチにも伸びたコスモスが
地に倒れ臥す
だが倒れた枝から根っこが出て
茎を立ち上げて
また見事な花を咲かせる

十月コスモスは実を結んで
北風が吹くと顎が開き種を地に落とす
石地・藪地・良き地に落ちる
春となると
石地に落ちた種はあっという間に枯れる
藪地に落ちた種は日が当たらないため
途中で枯れてしまう
良き地に落ちた種はどんどんどんどん伸びて
花を咲かせ実を結ぶ

私はハンセン病のため子を成すことができない

花

梅の花は使命を燃焼させて
美しく咲いているのに　人はなぜ
心に通じないのかと

花は叫んでいる
ほんとに人は通じないのかなぜ
　それは欲望に目を向けて走っている

花も　人も　自然と共生で
生かされていることを　人は忘れている
今日も梅の花は寒風に耐え咲く
人は自然に目を向けて歩いてくれと
春告鳥が鳴いている

第二章

将来構想の実現のために

——二〇一七年

想いのこもった野菜を頂く

今年も十二月十二日に中之条町在住の小渕賢一さんが軽トラックいっぱいの野菜を積んで栗生楽泉園入所者自治会の事務所を訪ねて来てくれました。小渕さんは二〇年程前から年に何度か自治会を訪れ、季節の果物や夏にはトウモロコシ、冬には白菜など、ご自分の畑で収穫した野菜をご寄贈して下さいます。私たちの食事で園から給食が配られるので、頂いた野菜は献立に組み込んで入所者全員の元に届くようにしています。

小渕さんは本当に慎ましい方で、以前に「私と同年代である小渕さんがこれだけの野菜を作って草津まで運ぶのは大変でしょう」と尋ねると「たいしたことはしていない」と飄々と答えられ、また「何かお礼をさせて下さい」と言うと「人に知ってもらいたいとか自慢したくてやっているのではないし、自分が出来ることを勝手にやっているのだから」と断られてしまいました。そうしていつも一緒にお茶を飲みながら世間話をして「他にも用事があるから」と帰って行きます。

野菜と一緒に届く小渕さんからの温かい心遣いに私たち入所者一同はいつも心から感謝しています。また来年も元気なお姿でお会いできる日を楽しみにしています。

園内放送今昔記

当園は昭和七年十二月十六日に開所されたが、開所以来、昭和二十一年まで放送設備というものがなかった。たまたま倉庫に眠っていた所内放送用の機材を見つけた患者側が、好きでラジオの組み立てなどしてした木村守という患者に話を持ちかけ、木村がその工事を請け負うことになった。木村守は当園の望学園を出ており、そうした面での知識については、通信教育を通し独学によって身につけたものである。放送本機は分館内の一部に据え、二十三年秋には所内全舎にスピーカーが配置された。

その頃、いまの中央会館の舞台がある位置に図書館があり、その一室の閲覧室を改造して放送会議室にした。分館にある放送本機からマイクの配線を引いて、当時の患者自治会であった総和会の常務委員会を中継するようになった。二十四年には音楽部による園内放送もあった。また、その当時はラジオを持っている人が少なかったため、朝六時半から夜八時まで、園内放送でラジオを放送を流していた。娯楽の少なかった時代だったので「鐘の鳴る丘」や「君の名は」などのドラマや歌番組を聴くことができて、毎回その放送を楽しみにしていた。

昭和三〇年代になると生活に余裕が出てきて、ラジオを個人個人で買い求めるようになったので、ラジオの園内放送はなくなった。また三〇年代は映画の全盛期で当園でも多いときで一日に二回の上映があった。しかし、盲人の方や不自由な方は行かれないので、黛さんという方が小説を読んで園内放送をし、それが大変喜ばれたこともあった。

昭和三十五年、放送会議室は栗生会館の自治会事務所に移された。このとき自治会事務所から園内放送ができる機械やマイクや配線なども更新された。そして昭和五十三年まで患者作業で園内放送がされていたが、この年に職員に切り替わった。

平成二年に福祉棟と栗生会館が鉄筋コンクリートの建物に更新。放送設備も更新された。

長年に亘り自治会執行委員会を園内放送で中継してきたが、平成二十六年、放送機械の不具合もあって中継は取りやめた。今は執行委員会の決定事項を職員である書記が園内放送をしている。

余談ではあるが、全国十三ヵ所あるハンセン病療養所のなかで、執行委員会を園内放送で中継していたのは栗生楽泉園だけだったようである。よりよい療養生活が送れるように創意工夫し、処遇改善ために一生懸命に運動をしてきた我々の意識を、入園者全員に行き渡らせたのは、この画期的な園内放送があったお陰であると思っている。

現在の園内放送は福祉課から行われ、福祉課の職員が担当し、一日、朝・昼・夕の三回放送している。医局からは本日の診察医のお知らせ、当園文化団体よりのお知らせ、自治会よりのお知らせ、栄養管理室より朝・昼・夕の献立の放送を行っている。また自治会事務所からは執行委員会の決定事項の報告、外部から販売に来る商店の日時のお知らせを行っている。

楽しみな園児の盆踊り

ハンセン病発病のため、私は昭和二〇年七月七日に宇都宮陸軍病院から栗生楽泉園へ強制収容されました。戦時中の食糧不足のためにその年の死亡者は一三〇人おり、その火葬も患者による作業で行われました。

昭和二十四年からプロミン治療が行われ、二十八年ごろには全ての患者が完治しました。七月になるとグラウンドで盆踊りの準備をし、十三日から十五日までの三日間にわたって盆踊りが行われました。

グラウンドの西隣には看護学校があり、入所者は生徒たちと一緒に草津節や八木節などを躍り続けました。この盆踊りで入所者同士が結ばれることも多く、また、看護師と入所者が結ばれて社会復帰することもありました。園内の盆踊りは、昭和四十八年にグラウンドに不自由舎棟が更新されて使えなくなるまで続きました。

平成十五年からは高崎市の恵保育園の園児が楽泉園を訪れ、和太鼓演奏や盆踊り、合唱を披露してくれます。かわいい紅葉のような手で入所者と手をつなぎ、一緒に歌を歌ったり手作りの記念品をプレゼントしてくれます。今年も金魚のような浴衣姿で盆踊りを踊ってくれることを楽しみにしています。

備えあれば憂いなし

私が小学校五年生の時「夕食の跡片付けが終わったら洗いおけとバケツに水をいっぱいためておけ」と母から教えられました。私は昭和二〇年五月に宇都宮陸軍病院でハンセン病の宣告を受け、七月七日に栗生楽泉園に強制収容されました。当時は一三五〇人の入所者が五〇〇トンの水道タンクを使用していましたが、断水が時々ありましたので、バケツいっぱいにくみ置きした水を利用しました。

幸いなことに当地は大きな災害もなく、水不足や断水に頭を悩ませることはありません。現在も洗い物をした後は、おけややかんに水をいっぱいためておきます。

近年、温暖化現象のために太平洋の暖流と寒流の流れが変化しています。日本中が台風、ゲリラ豪雨、崖崩れや川の増水による堤防の決壊など大きな被害を受けています。南極の氷が解けて海面の水位が上昇し、小さな島の沈没危機が叫ばれるなど温暖化による異常気象は拡大しています。

こうした被害を一日も早く食い止めるためにも世界中の人々が力を合わせて対策を取っていくこ

とを願っています。豪雨被害に会われた九州地方の皆さまには一日も早い復興をお祈りします。

温泉用木管制作今昔

昭和十一年に小林公園北側の池の前に二階造りの看護師養成所が更新された。二メートルくらい離れた東側に営繕の作業場、仕切って東側に材料置き場、その隣に広場があり、そこで木管作りを行った。材料は赤松、長さ約二メートル、直径約二〜三〇センチが山積みになっていた。木管作りは患者作業で、昭和十六〜二〇年まで行われた。

私は昭和二〇年七月に入所し、木管は十本くらい作った。直径五センチにくり抜き地下に斜めにぶち込む。地下は左右一メートル、地上は目線の高さ、バツにして縄で結ぶ。一メートル五〇センチ離して同じものを作る。その上に松の丸太を乗せ、縄を濡らしてバツのところに十回くらい巻く。隣も同じように行う。四センチくらいの穴が開いた木の棒と鉄の棒が一メートル五〇センチ入ったら逆に回して抜く。その後反対側も同じにする。四センチのキリは飯ベラのような形で左右に刃がついているので木管の左右から入れて回すと穴が大きくなる。刃を五センチに取り換えて同じようにする。六センチ、七センチ、最終的には十センチの穴が開く。作業は一日一本で大豆一合をもらった。手にマメができる。繰り返し作業して十本出来上がる。営繕の吉田さんがノコギリで周りを切って十五センチくらいで先をとがらせたオスを作る。反対側は十三センチくらい穴を大きくしてメスを作る。現在の営繕の作業場の十メートル先に水たまりがあり、そこに私が担いで行き、渇くと割れるため渇かないように水に漬ける。木管は湯畑から下地区まで四六〇〇メートル。当時は湯畑から白根山に向かって左側の樋から木管を使い、山本館、高松旅館、頌徳公園の前を通って東側の谷がトンネルになっていた。そこから八十八ヶ所に行って道路を横断し、白根山に向かって東側の道沿いを下ってくる。そして官舎の浴場、保育所、正門の白根に向かって右側を通る。正門を下って、旧本館職員浴場を通り、病棟、藤の湯、松の湯に入る。本館の分かれ道から下地区聖公会の東角はあまり使われず、現在の栗の湯に大きい浴場があって昭和七年十二月に入院第一号の五味勘三郎が入浴して看護師が介助する。この浴場はすぐ湯が漏れて使用不可能になったので、現在の浪速表九号の北側の谷の手前にバラック作りの小さな浴場を作る。温泉は酸性が強いためにオスとメスのつなぎ目から漏れる。水のように上に上がらず土を溶かし、つなぎ目が地下に下がる。すると職員地区、患者地区の温泉が止まる。温泉係の吉田さんが鉄の棒で木管をつつくと大きな穴が開く。湯畑まで行って取り入れ口に蓋をする。患者奉仕作業で木管の幅三尺をスコップで掘る。長さ五メートル、深いところは二メートル、重労働だった。破損した木管を掘り起こして外へ出し、新しい木管のメスのほうを入れてオスのほうを木槌で叩く。同じように二本目のメスを入れる。壊れていない木管を五〇センチくらい持ち上げて水平にする。つなぎ目の両わきに六〇センチ、直径五センチの丸太を入れる。吉田さんが巻機を竹ベラでオスのほうへ詰める。そして土を入れて平らにする。修理が終わって吉田さんが湯畑の取り入れ口の蓋を取り外すと温泉が流れ出す。奉仕作業は土を入れたら終わりで帰る。修理箇所がわからないために十日くらい温泉が止まることがあり、元気な人は湯ノ沢地区の御座の湯に入浴に行った。

私は昭和三十五年四月から自治会の営繕係になり、職員で温泉係の高原さんと頌徳公園のトンネルの中を歩いた。暑くて汗がびっしょりになったことを覚えている。

その後の温泉故障修理は職員の手で行われてきた。昭和三十八年四月一日から木管を塩化ビニールパイプに変更することとなり、三十八年から四十八年に交換が行われた。現在は温泉の故障も少ない。温泉管の中に養分が溜まるので、竹を割って十メートルくらいに繋いだ先にタワシを付けて掃除をした。所々にマンホールがあり、その間のパイプを湯の花の掃除を行っております。

今にして思うと温泉に浸かるたびに当時のことが懐かしく思い出されます。

除夜の湯に肌触れ合って生きるべし　　村越　化石

二〇一七年「夏季子供キャンプ」

二〇一二年より毎年行われております「夏季子供キャンプ」が、今年も八月三日から七日までの四泊五日にわたり実施されました。冬季キャンプが一回あったので、この夏で第七回目となりました。

昨年同様、みちのく応援隊、群馬大学、高崎健康福祉大学、群馬・ハンセン病訴訟を支援しともに生きる会、草津町のご協力により、みちのくの子どもたち当園に招き、自然の中で自由に遊んだり、ハンセン病のことを学んだりと、大変有意義なキャンプとなりました。今回の参加者は、小学四年生から中学二年生までの十六名の子供たちでした。

八月三日無事に到着された子供たちを迎え、午後四時四〇分より厚生会館で歓迎会を行いました。自治会長、草津町町長、楽泉園園長、看護部長、自治会副会長より挨拶がありました。

二日目の四日は、午前十時より十一時まで「らくらく天城」を訪問し、入所者との交流。午後十二時より一時まで、上地区ゲートボール場において和気あいあいと流しそうめんを行いました。

そのあと午後一時十五分より二時十五分まで入所者の居室訪問。午後二時三十五分より治療棟の見学を行いました。

三日目の五日は、午前九時三〇分より十一時まで入所者と交流。午前十一時三〇分より上地区ゲートボール場においてわいわい楽しくスイカ割りを行いました。午後一時十五分より、三時四十五分まで「重監房資料館」と「社会交流会館」の見学。午後七時より上地区ゲートボール場において、ボランティアの方々、先生、学生さんたちの指導の下で花火大会を行い、入所者の方々も一緒に楽しみました。

四日目の六日は、午前九時より午後二時三十五分まで草津町観光を行い、そのあと午後三時十五分より三時四十五分まで入所者の居室訪問を行いました。

五日目の最終日の七日は、午前九時より厚生会館において、おわかれの会を行い、自治会長、楽泉園園長、看護部長、自治会副会長より挨拶がありました。そのあと午前十時より十一時まで「らくらく天城」を訪問し、昼食を済ませ、午後十二時三十分に中央会館前を出発し、福島などみちんくのわが家へと帰途に着きました。

なお、子どもキャンプを成功させるため、その準備や直接ご援助頂きましたみちのく応援隊、群馬大学、高崎健康福祉大学の先生や学生の皆様、そして群馬・ハンセン病訴訟を支援しともに生きる会の皆様、本当にありがとうございました。また、種々お心遣いくださいました草津町当局、園当局、そして園内の皆様へ心からお礼を申し上げます。ありがとうございました。

平成三〇年度予算要求統一行動に出席

平成二十九年五月三〇日午前十時、放送会議室において、平成三〇年度予算要求統一行動について審議を行いました。

全療協がまとめたハンセン病問題の早期解決に関する重点要求事項を、栗生支部としての意見をまとめました。

①医師・看護師の欠員を速やかに充足する措置を講ずるための大幅な予算を要求する。

○栗生では、医師欠員三、看護師欠員四、期間業務員欠員二四。

②副園長不在の施設に速やかに配置されるよう最優先課題として取り組みを強めること。

③介護員以外の行政職（二）の欠員補充による外部委託をやめ、必要人員は当面業務委託職員で

確保させる。
④高齢化がすすむなかで、終末期に近づいた入所者の生活サポートする仕組みを早急に確立される指導を強めること。
○実施している
⑤全施設に人権擁護委員会を早急に設置するよう指導を強めること。
○立ち上げ中
⑥ハンセン病療養所を永久保存し、ハンセン病の歴史を後世に伝える人権研修の場とするための取り組みを強めること。
○取り組み中
⑦介護員の三交代制を可能な限りすすめること。
○栗生は現在必要ない
⑧将来構想を視野に入れた施設設備を促進させること。
○計画中
⑨国立ハンセン病資料館をはじめ、各園の社会交流会館、歴史館、また今後の交流会館などのため、学芸芸員の地位を安定させるために、単年度雇用をやめ、継続雇用の体勢を確立させること。

以上の重要要求九項目の問題解決を訴えていくという審議の結果を踏まえ、予算要求統一行動会議に参加しました。

平成三〇年度予算要求統一行動に参加するため、六月五日朝、当園運輸部の車で東京へ向かいました。当日午後三時より、愛宕山弁護士ビル№二会議室において、「政府の責任で基本法の完全実施を要求することを基本とする」戦術会議に出席しました。午後四時より厚労省共用会議室において施設長協議会を行いました。

二日目（六日）の午前は、前日の会議室にて難病対策課と交渉を行い、午後は医療経営支援課と交渉を行いました。午後三時から議員懇談会に出席し、そのあとの総括会議は、残念ながら迎えの公用車にて帰宅となったため参加できませんでした。午後十時、無事園に到着。運輸部の職員、付き添っていただいた自治会書記に感謝いたします。

【平成三〇年度予算要求統一行動（まとめ）】

期日　平成二十九年六月五日～六日

場所　厚生労働省

中央交渉団氏名

〈支部代表〉

松丘支部　石川勝夫　栗生支部　藤田三四郎　駿河支部　小鹿美佐雄

東北支部　不参加　多磨支部　山岡吉夫　長島支部　中尾伸治

邑久支部　屋　猛司　菊池支部　太田　明　奄美支部　不参加

宮古支部　不参加　大島支部　森　和男　星塚支部　不参加

沖縄支部　金城雅春

〈本部員〉

会長　森　和男

事務局長　藤崎陸安

《施設長協議会交渉》

六月五日（月）　午後四時～五時

場所　厚労省共用第八会議室

出席者

後藤会長（星塚）　坂本副会長（栗生）　箕田副会長（菊池）　朝戸事務局長（多磨）

川西（松丘）　山本（長島）　加納（奄美）　横田（東北）　青木（邑久）　野村（沖縄）
福島（駿河）　新盛（大島）　新城（宮古）　施設長協議会事務局・多磨
吉田（事務部長）　岩垂（庶務課長）

（施設長発言要旨）

一、人権擁護委員会について、昨年の時点ではすでに委員会を設置、実施している施設が五施設、計画中が三施設、全く計画されていないのが五施設でした。現時点で実施している施設は計画中だった駿河が設置を終え、第一回の会議を開いた。

検討中は二施設だったが五施設に増えた。（宮古、多磨、栗生、沖縄、大島）実施中が六施設ですので、全く検討していない施設は二施設になった。

二、医師・看護師の欠員、副園長不在の問題はまさに危機的状況だ。医療職という我々が今いることによって、在園保障が成り立っているわけですから、その要である医師の補充ができないということは大きな問題だ。本省から二つの提案あるいは報告があった。一つは、昔からあるシステムだが、特に医師に関して、研究休職といって国外において三年以内研究するために休職してでかけることができる。給与は七割支給で三年間は保障される。ただし帰ってきたら当然ハンセン病療養所に勤務することが義務づけられる。これを新しい医師確保につないでいくということで有効活用できればいいと思う。いくつかの問題点もあるが、必要な時の有効な武器として使ってほしいとのことだ。もう一つは、ハンセン病療養所に勤務する医師の兼業のことだが、これまで兼業は一切だめだということだった。今回少し時間外について、それぞれの施設内で委員会をつくって検討し本省に報告すれば良いと説明を受けた。少し進んできているようなので施設長協議会でも十分検討して、少しずつ有効なかたちで実現していきたい。

三、外来診療を行う施設の事務職員については、人員配置のこともありますが、私どもとしても目を配っていきたいと考えている。

四、介護員以外の行政職（二）の欠員不補充による外部委託をやめろ、ということについては私どもも同感だ。

五、ハンセン病療養所施設を永久保存し、ハンセン病の歴史を後世に伝える人権研修の場とするということについては、まだ議論ができていない。

六、学芸員の単年度雇用の問題は我々の権限の及ぶところではないので答えられない。

七、ライフサポートについては、今回は議論する時間はなかった。

《健康局交渉》

六月六日（火）午前十時～十一時

場所　厚労省共用第八会議室

出席者

平岩課長　成井課長補佐　（総括）田中課長補佐　山形ハンセン病係長

（難病対策課回答要旨）

一、療養所施設の永続化問題について、これまで弁護団と話し合いを進めてきたが当事者である全療協を加えないのはおかしい、という指摘はその通りだ。当事者を入れるよう弁護団と相談する。これまで奄美和光園をモデルケースとして五回ほど話を進めてきたが、実は納骨堂を残すとか、あるいはどの範囲を残しましょうかと、いう話ではなく、弁護団の意向でいろんな選択肢を法的に増やしておく必要があるのではないか、ということです。何か新しい仕組みを考えるべきではないかということから現在はそういったことについて問題点があるか、実現の可能性があるかどうかという点について話をしている。我々にとっては園によってそれぞれ事情が違うので、そのへんをよく詰める必要があると考えている。弁護団の進め方に違う点もあるので、弁護団とも相談させてもらいたい。

二、学芸員の増員については、引き続き努力する。ただ今年増えた八人について、予算要求時点で採用できていなくて、欠員のまま要求すると、まず欠員を埋めるほうが先じゃないかと言われ、ハードルが非常に高くなる。したがって三〇年度要求の前に二十九年度の八人を雇用するため資料館と一緒になって最大限努力している。学芸員の配置については、一人もいない所をまず優先させ一巡目が終わった段階で二巡目以降を検討する。
三、社会交流会館は建物と運営費は医政局、学芸員は我々健康局が要求する。
四、学芸員は有資格でないとだめだというのは、全療協とわれわれが話し合って決めたことで財務省等は関係していない。
五、学芸員の継続雇用については、これまで通りの回答になるが、運営する団体と契約の際に、専門性等の問題があり、継続して雇用することが望ましい、との条件をつけている。
六、歴史的建造物の緊急補修については、三年間に分けて六施設の整備をしているが、熊本地震の復旧や東日本大震災の復興あるいはオリンピックの準備などで建築業者を集めるのが大変で、入札に応じてくれる業者がいなくて困っている状況だ。各園あるいはわれわれと付き合いのある業者や国交省とも関係があるので、あらゆる所に手を広げて応募してもらえるようにしたい。

《医政局交渉》

六月六日（火）午後一時～二時三〇分

場所　厚労省共用第八会議室

出席者

佐藤医療経営支援課長　佐藤政策医療推進官　河田課長補佐（総括）

川谷国立ハンセン病療養所管理室室長　上野同室長補佐

佐藤看護専門官　北職員厚生室長補佐

（医療経営支援課回答要旨）

一、医師の確保については、関係自治体、主要大学の医学部、国立病院機構などを訪問して協力依頼するとともに、全国的な病院説明会に参加するなどアピールを強めている。なお、引き続き医師・看護師の確保に必要な経費は要求していく。

二、副園長の確保については、本省と施設が一丸となって取り組んでいる。副園長は施設における医療と運営の中核を担う存在であり、不在となっている施設にはできる限り早期に確保できるよう努力する。

三、行政職（二）の職員の欠員不補充については原則民間委託等の合理化措置を講じろとした昭和五十八年の閣議決定に基づいて不補充としてきたが、平成二十九年度からは、電気、水道、ボイラー等のライフライン関連職員の退職後の対応として①義務的再任用、②業務委託の導入、③パート職員での対応、④義務的でない再任用等の方法で対応し、それによる業務の実施が困難な場合は、期間業務職員として新規採用ができるようになった。

四、高齢化が進む中で、終末期が近づいた入所者の生活をサポートする仕組みづくりについては、現在入所者一人ひとりの意向を尊重した生活支援体制を構築するため、多職種が一体となって同一のケアプランを作成し、多職種によるチームとして、委員会やカンファレンス等を定期的に行って入所者のケアプランをより効果的なものにしたいと考えている。

五、人権擁護委員会の早急な設置については人権尊重の視点から、ハンセン病の後遺障害及び高齢化による心身の機能低下があっても、入所者の生を有意義且つ尊厳あるものとし、本人らしく生きていただくことは重要な課題だ。各施設の事情に応じ、入所者本人の意向が確認できない場合は、世話人、親族、自治会の意向を尊重した上で必要に応じて外部の有識者の意見も踏まえながら高水準の生活支援が行えるようにすべきだ。カンファレンス等により作成した生活支援を、入所者本人の理解を得ることができれば、委員会組織等の形式については、施設の実情及び自治会の意向を尊重しながら検討すべきだと考える。なお、昨年開催した統一交渉団、施設長、厚労省による「人権擁護のための委員会組織の協議」を今年も要望があれば考えたい。

六、介護員の交代制勤務については、二十八年度より訓令の改正により、実施可能になった。これに伴い二十八年七月より菊池、沖縄、二十九年度より星塚が導入しており、長島も今年度中の導入に向け準備中と聞いている。施設ごとに状況が異なるため、夜間介護の必要度などに応じて各施設で検討した上で実施していると承知している。

七、施設整備について各療養所で、地元自治体と連携して、医療及び人権研修等の地域交流に関する内容をもり込んだ将来構想が策定されていく。それを実現するため策定された整備計画に基づく、総合診療棟や社会交流会館等の整備を行っている。

《総括》

〈各支部代表及び本部員の発言要旨〉

一、施設長協議会と医療経営支援課交渉の結果から副園長を含む医師の確保に少しは希望をもてるようになったと思う。

二、医師確保の手段として外国語留学、当直手当の引き上げや兼業の可能性など前進は見られる。

三、職員の定員問題は三十一年以降が心配だ。

四、社会交流会館の学芸員が配置された施設は、早く雇用しないと来年度の要求に影響を与えるので早くしてほしい。
五、議員懇談会総会では、特に医師確保の問題で出席した議員から活発な意見が出てよかった。
六、菊池医療刑務支所について、今後の扱いは菊池支部の考え方、要望を支持したい。
七、療養所の将来構想は深刻な問題になってきており、しっかり考えないといけない（入所者が十人位になった時どうするかとか…）
八、医師確保の問題で、厚労省から当面の対応策が出されたのはよかった。
九、懇談の会長が突然かわることになったが、事務局長に誰がなるのか等、今後の動きに注目したい。
十、今回は変則日程になってしまって交渉時間も一時間～一時間半だったがやはり交渉時間は、二時間は確保したい。
十一、人生サポート、人権擁護委員会は昨年の今頃からは、かなり進んだといっているが、本来は今の時点で全ての園が設置を終えて実働していなければならないのであり、遅れている施設には催促してほしい。
※行動期間中、各支部及び団体等から激励電報をいただきました。厚くお礼を申し上げます。

〈電報報告〉

（各支部）

松丘支部一　東北支部一　栗生支部一　邑久支部二　宮古支部一

（支部内団体）

松丘盲人会一　駿河盲人会一　邑久盲人会二　菊池盲人会一　白内障友の会（菊池）一

計十二通

忘れられない山グリ

私はハンセン病の宣告を受けて、一九四五年七月七日に宇都宮陸軍病院から栗生楽泉園に強制収容されました。

当時は戦時中の食糧不足で、小麦八割、米二割の代用食を食べて消化不良を起こしました。この年はクマザサの実を粉にしてすいとんを作り、急場をしのぎました。

秋になると山グリも食べました。クリの木の幹を軽く叩き、バラバラ落ちてきた実を拾って背負い籠に入れて持ち帰ります。クリをかまどで煮てからザルにあげ、一晩おいてから天日で一週間くらい干します。

皮が剥がれたらすり鉢に入れてすりこぎ棒で軽く叩き、渋皮が取れた実をザルに入れます。これを繰り返して一斗缶いっぱいにしたクリの実を代用食としました。少々の塩を入れて煮て食べた味は、今でも忘れることができません。

山へ行ってアケビも取りました。紫色の実が一房に三つくらい、少し口を開いてなっており、その皮を広げて小さな真っ黒い種が透けて見えるような白い実を食べます。甘酸っぱい匂いが口いっぱいに広がり、何とも言えないおいしさでした。

現在はスーパーに行けばカキ、ナシ、ブドウ、リンゴなどの果物を、いつでも味わうことができるので「便利な世の中になった」と感じながら秋の味覚を味わっています。

手に感謝

私は九十一歳です。ハンセン病のため昭和二〇年七月に栗生楽泉園に入園、それ以来ずっと療養所で生活をしています。昭和二十二年、新薬プロミンの治療により病気は完治しましたが、ハンセン病の後遺症で手の指が変形してしまいました。でも、掌は発刊作用があったので、手に不自由を感じることなく生活しました。

老齢になってくると身体の機能が衰えて、昨日出来たことが今日はできなくなることが増えてきます。しかし、私は看護師、看護助手の手厚い看護、介護のお陰で、毎日安心して暮らしています。私は入園した年から現在まで自分なりに補食を作っています。これが出来るのは麻痺して変形した指と手が動いてくれるからであり、私は自分の手に感謝しています。

私には血のつながりがない孫たちが二〇〇人います。その孫たちが、じいちゃんのみそ汁、ご飯、煮た花豆がとっても美味しいと褒めてくれます。花豆を煮るには日にちがかかるので、来る三日前には連絡してくれるようにと孫たちに言っています。孫から連絡があると腕によりをかけて花豆を煮て、孫の来るのを楽しみに待っています。

第二十六回療養祭
扇ひろ子・渥美二郎歌謡ショー

例年になく八月後半は雨が多く、療養祭の天候が心配されましたが、当日は晴天に恵まれました。九月五日、第二十六回自治会主催の療養祭開催にあたり待望の扇ひろ子、渥美二郎の歌謡ショーが実現できました。

楽泉園の療養祭の目的として入所者の療養生活に対する労いを第一に、近隣町村との交流及び日頃お世話になっている職員の方々に対して感謝の気持ちを表すことが挙げられています。

当初、療養祭は自治会と福祉課職員の協力で実施しておりました。

平成三年、中央会館が建設されその落成式に歌手の香西かおりさんを招き歌謡ショーが開催されました。それ以降、設備の整った会場が出来たことにより、療養祭にプロの歌手を招き午後の部は歌謡ショーを行うようになりました。

さて、毎年療養祭午前の部は、職員による焼きもろこし、焼きまんじゅう、おでん、焼き鳥、焼きそば等の模擬店が出店し、入所者、近隣の方々に大変喜ばれています。

午前十一時、半被姿の草津町スポーツ少年団二十五名による子供神輿が自治会副会長の挨拶で出発。子どもたちは大きな掛け声で中央会館前から病棟、第一センターを一巡し入所者たちを元気づけてくれました。幼い頃の地元のお祭りを思いだし、子供神輿に「おひねり」をあげました。また、模擬店の前に張られたテントの中では、歌謡ショーを楽しみに待っている人たちが語りあっていました。

午後になりますと、歌謡ショーが始まるということで、会場はあっという間に満席となり、立ち見の方も多く見受けられました。

午後の部は一時十分に開会。坂本園長、岸副会長の挨拶に続き、来賓の草津町長よりご挨拶を頂戴いたしました。また、時間の都合でご来賓全員にご挨拶いただけませんでしたが、吾妻保健福祉事務所企画福祉課長、群馬県保健福祉部予防課主事、草津町社会福祉協議会長、吾妻身体障害者福祉団体連合会長それぞれのご臨席を賜りました。

午後一時三〇分、歌謡ショーが始まりました。最初は扇ひろ子さんおひとりが着物姿で舞台に登場し、「華の女道」を熱唱されました。扇さんは挨拶をされ、次に唄う渥美二郎さんを紹介して舞台を下がりました。入れ替わりで渥美さんが登場され「昭和時次郎」を唄ってくださいました。

その後は、昭和の歌と題して、私たちがよく耳にした曲をそれぞれが何曲か唄って下さいました。扇ひろ子さんが「星の流れに」を唄いながらステージから降りて会場のひとり一人と握手をされました。また、曲の途中でマイクを向けられた草津町の方はとても上手に唄っていました。

扇さんも渥美さんもステージ経験が豊富なので、曲の合間のお二人のトークに大きな拍手や笑い声が聞かれました。後半は渥美さんがヒット曲「釜山港へ帰れ」や新曲の「涙色のタンゴ」などを唄いました。

最後の曲として「青い山脈」を手拍子しながら扇さん、渥美さんと一緒に会場全員で唄いました。客席からアンコールの声がかかり「夢追い酒」をみんなで歌いました。約一時間半の熱唱に会場から惜しみない拍手が送られ、お二人の歌謡ショーが終了しました。最後にお二人から「栗生楽泉園にお招き頂きありがとうございました、またお会いしたいです」とお言葉を頂きました。

今年度も秋山音楽事務所のご尽力によりまして、第二十六回療養祭の歌謡ショーが無事終了できました。また、模擬店やショーの準備にご尽力いただきました職員の皆様にも御礼申し上げます。

ありがとうございました。

平成三〇年度

医療改善・予算獲得統一行動報告

この度、平成三〇年度医療改善・予算獲得統一行動が厚生労働省に於いて、十月三日～四日の日程で開催されました。八月末に締め切られた平成三〇年度予算の概算要求に対し、財務省の査定の始まったこの時期に厚労省を中心に施設協議会と全療協が要求の満額獲得に向けて互いの努力を確認することを意義としている行動です。

当支部では九月二十九日、執行委員会を開催して重点要求項目について意見交換を行いました。

十月二日午前十一時、公用車で自治会書記の付き添いとともに東京へと向かい予定通り午後三時に宿泊先の全国町村会館に到着しました。

十月三日、午前十時よりTKR麹町駅前会議室に於いて平成三〇年度予算獲得統一行動戦術会議を開催。支部代表九名と本部員二名の計十一名の出席、四支部が欠席でした。

最初に森会長の挨拶、そして経過と情勢報告について藤崎事務局長より説明がなされました。交渉の進め方として、政府の責任で基本法の完全実施を要求することを基本におくこと、とする。

重点要求事項は

①概算要求の満額獲得

②医師・看護師の欠員を速やかに充足する措置を講ずるための予算の確保

③副所長不在の施設に速やかな配置

④介護職以外の行政職（二）の欠員不補充をやめ、必要人員は定員で確保

⑤全施設に人権擁護委員会を早急に措置するよう指導を強めさせる

⑥ハンセン病の歴史を後世に伝える人権研修の場とするための取り組みを強めさせる（施設の永久保存）

⑦将来構想を視野に入れた整備を促進するため整備の満額獲得

⑧全国の社会交流会館、歴史館に複数の学芸員の配置と設備運営費の満額獲得

以上本部が提案するまとめを厚生労働省に臨む交渉の基本姿勢としました。

午後一時〜三時、厚生労働省に於いて「人権擁護のための委員会組織の協議」を開催。栗生支部は平成二十九年八月一日、人権擁護委員会を設置いたしました。委員の構成は、園長を委員長として園内の医療職、福祉職、看護職から五名選出、自治会より二名、また外部有識者（法律家含）よ

り四名、計十二名で構成されており、九月二十九日に第一回の委員会を開催いたしました。全支部中、四支部が人権擁護等に関する会を設置していない状況ですが、今後設置する予定ということでした。

午後三時〜午後五時、同じく厚生労働省に於いて「医師確保作業部会」を開催。医師確保については、厚生労働省としても関係自治体、主要大学の医学部、国立病院機構本部・各グループを訪問し医師確保に向けた協力を要請したり、全国的な病院就職説明会等にも参加して取り組んでいるとのことですが、医師の処遇を改善しないと確保が困難であるということを確認した。各施設長からも現状が報告された。

十月四日、午前十時三〇分〜午前十一時三〇分厚生労働省に於いて、健康局長及び難病対策課交渉実施。次いで午後一時〜午後三時、医療経営支援課交渉を実施。午後三時〜午後五時まで総括会議を行い今回の行動の全てが終了いたしました。私は待機していた公用車で無事に帰路に着きました。この度の予算獲得統一行動出席にあたり皆々様のご尽力とご支援に感謝申し上げます。

以下に全療協よりのまとめを記載いたします。

平成三〇年度予算獲得統一行動まとめ

○健康局長及び難病対策課交渉

（健康局長あいさつ要旨）

私も山梨県や宮崎県の福祉保健の担当をしていたので、いくつかの療養所を訪問させて頂いた。ハンセン病対策については、これまで「ハンセン病問題基本法」の趣旨を踏まえ、みなさまのご意見ご要望を伺いながら各施策の実施に努めてきました。来年度の予算概算要求についても、例えば社会交流会館の学芸員の増員分の経費を計上していますし、その他についてもみなさまのご要望を十分にお伺いしながら必要な額の確保に向けてできる限りの努力をしたいと考えております。今後ともみなさまのご理解とご協力をよろしくお願いいたします。

（難病対策課回答要旨）

1　来年度予算について、概算要求で健康局の計上として約三十八億八〇〇万円の要求になっているが、満額獲得に向けて財務省ともしっかりと折衝したいと考えている。

2　社会交流会館の学芸員については六名を要求しているが、今年度の分を早く雇用しないと財務省の理解が得られないので、早く雇用できるよう努力している。大島、星塚、宮古の三園でまだ決まっていないが、昨日までの状況を確認したところ、三園とも複数の応募があったと聞いており、今後面接をして決まっていくと考えている。

3　療養所の永続化について一番大事なのは療養所ごとに事情も違いますし、入所者みなさんの意向も踏まえてどうしていくのかということが大事だと思っている。当事者も協議の中に入れるべきだという話は前任者からも聞いている。なかなか弁護士と話をする機会がなかったが、昨日初めて徳田弁護士とお合いしたが名刺交換した程度だったので、今後打ち合わせてじっくり話をしたいと思っている。みなさんが徳田弁護士と話し合いをされたら、情報を共有したいと思うので、結果を知らせてほしい。

4　歴史的建造物について、今やっているものをしっかりやりながら、次に向けてどうしていくかを考えていかなくてはいけないと思う。十一月に検討会を開催したいと思うし、また次に向けて何をどうしていくかを考えていきたい。

5　学芸員の配置について全療協のみなさんとも一緒に検討していくことになると思う。

6　歴史等を語り継ぐ語り部を補充、育成しなければということだと思うが、いろいろな話をお聞きしたいので、今後もいろいろ勉強し、資料館の方とも相談しながらしっかり取り組んでいきたい。

○医政局長及び医療経営支援課交渉

（医政局長あいさつ要旨）

私は約十年前、政策医療課と言われた時期に課長をさせていただいておりました。七月から医政局長ということでございますが、どうぞよろしくお願いします。私も入所者のみなさんがハンセン病の後遺障害に加え高齢化に伴う疾病等を抱えておられることから適切な療養の整備を図ることが重要であると認識しております。同時にみなさまが地域社会から孤立することなく良好かつ平穏な生活が営むことができるようにしなければならないと承知しております。みなさまから要請されている医師・看護師確保の問題、入所者の生活を支援する仕組み、将来構想を実現するための施設整備、いずれもみなさまの切なる要請であると認識しております。みなさまのご意見を聴きながら、本日のような場や交渉団との協議の場でも協調的な話し合いを通じて、これからの問題解決の促進に向けて努力して参りたいと考えております。

（医療経営支援課回答要旨）

1　「ハンセン病問題基本法」の完全実施について、ハンセン病患者であった方々等の福祉の増進、名誉回復等に関して現在もなお存在する問題の解決の促進が重要であると認識している。

2　医師の確保については、本省としても関係自治体、主要大学医学部、国立病院機構等々を訪問し協力を依頼すると共に、全国的な病院説明会にも参加するなど精力的に取り組んでいる。

3　看護師の確保については、就職説明会への参加、民間就職サイトへの更なる活用を進めるとともに、特に確保困難施設には看護部長と看護専門官で看護協会や近隣専門学校への募集活動をするなど連携して精力的に取り組んでいる。

4　予算については、引き続き医師・看護師確保対策として必要な経費は確保したい。

5　副園長は、施設において医療と施設運営の中核を担う役目であり、不在施設においてはできる限り早期に確保できるよう努力する。

6　行政職（二）の職員が携わっている事務、事業については昭和五十八年の閣議決定において原則、民間委託等の合理化措置を積極的に講じるとされており、この方針に沿って合理化計画に対応してきた。平成二十九年度から水道、電気、ボイラー等のライフライン関係業務職員退職後の対応として、まずは基本的再任用、業務委託の導入、パートで対応。これらの方法で業務の実施が困難な場合は期間業務職員として新規採用ができるとしている。

7　日々入所者と接している職員が多職種によるチームとなってライフサポート委員会やカンファレンス等を定期的に実施することにより入所者のケアプランについて個別に評価を行いながら、より効果的な支援をおこなうことにしている。入所者一人ひとりの意向を尊重した生活支援体制の実施にあたっては必要に応じ外部の有識者の意見も踏まえながら、どの園でも高水準の生活がおこなえる体制を構築することとしている。
8　各療養所において、地方自治体と連携して医療及び人権研修等の地域交流に関する内容が盛り込まれた将来構想が策定されており、これまでも将来構想を実現するために策定された整備計画に基づき総合診療棟や社会交流会館等の施設整備をおこなっている。引き続き財務省と調整し将来構想の実現に向けて取り組むとともに必要予算の確保に努める。

《総括》
〈各支部代表及び本部員発言要旨〉
1　医師の処遇問題のように難しい問題が残っている、という感想。
2　学芸員は是非要求通り絶対確保してほしい。また、社会交流会館に事務員を配置してほしい。
3　園長、副園長の給料が安く、場合によっては下がる場合もあると聞くが、納得できない。これを解決しないと医師を確保できない。
4　医師・看護師の給与の底上げも必要だ。
5　第一日目午後の二つの会議は双方のテーマが全体的に進んでいて評価したい。
6　自治会が機能しているうちに人権擁護員会は機能させたい。

7　看護師・介護員の夜勤手当は人事院への要請を強くすべきだ。
8　医師は数だけでなく、確保に当たっては質も頭に入れて探すべきだ。
9　三交替制を実施するため、病棟の一部を閉鎖するという施設もあるが、そこまで無理してやる必要はないのではないか。
10　アウシュヴィッツのように、ハンセン病の歴史を教科書に記載できないか。
11　資料館の語り部は学芸員がやるべきだ。
12　入所者のいのちを守るべき医師の給与は余りにも低すぎる、これでは確保は難しい。
13　各園の人権擁護委員会の足並みが揃えられるようになったことは評価するが、その内容にまだ不統一があり調整が必要だ。
14　医師確保に関する作業部会で、厚労省が医師の給料の低さを数字に示し、施設長もそれぞれの思いを発言するなど、有意義な会議だった。
15　医師の待遇改善にはやはり政治的な解決が一番望ましい。
16　今の国の予算は軍事費と公共事業を大幅に増やす方向にあり、そのあおりを喰うのは弱者や低所得者だ。

支部代表者会議報告

この度、平成二十九年九月五日に支部代表者会議が開催されました。協議事項は、「療養所の永続化問題について」五項目が論議されることとなりました。今後の全療協にとって将来構想を構築あるいは実現させる上で、重要な課題と言えます。

そこで、当支部では八月十五日執行委員会を開催して五項目について意見交換を行いました。

今回の会議は、開始時間が早いために私は前日の四日午前中に公用車にて自治会書記と一緒に東京に向かいました。

翌日五日は朝から快晴、午前九時より弁護士会館地下一階第二会議室において会議が開催されました。今回は、十支部の代表が出席し、三支部は欠席でした。

藤崎事務局長の司会進行で始まり、森全療協会長が挨拶、そして議題についての説明がありました。

次に松丘支部より順に、各支部の現状説明がありました。
その後協議事項の五項目について議事に移りました。

1　永続化と将来構想の関係

栗生支部は永続化については賛成です。私は、以前ハワイのモロカイ島北側のカウラパパ半島に行ったことがあります。そこはかつてハンセン病患者隔離施設として併用されていましたが、現在は国定史跡公園に認定されていることから、すべての管理、運営を国が行っています。ハンセン病の歴史を知る上でも各療養所を同じように公園化してはどうかと意見を述べましたが、本部より平米数が少ないとのことでしたので、瀬戸内三園を一緒にと発言しました。瀬戸内三園は検討してみます、との意見でした。熊本の待労院診療所は入所者の減少により閉院し、最後の入所者三名は菊池恵楓園に転園されたと志村支部長よりお聞きしました。統一交渉と厚生労働大臣（国）が交わした確認事項には、最後の一人まで面倒をみるというのが国の方針ですが、具体的なことは示されていません。その点を再確認する必要があるのではないかと発言、他の支部も同様な意見が出されました。

2　負の遺産の位置づけ

この件についてはあまり意見が出ませんでした。

3　法改正が適正なのか？　メリットとデメリット

栗生支部の意見としては、地方自治体に移行という選択肢もあると思う。その場合はやはり「基本法」の改正が必要である。

4　地方自治体への移行

地方自治体が積極的に関わるとは思えない。栗生支部は検討する。しかし自治体が受けるかは難しい。

5　法改正へ取り組むに当たって

市民学会も取り組むのであれば、どういう体制で取り組むのかじっくり議論したい。栗生支部は検討する。

午後二時四〇分、五項目の議事が終了し閉会。私はすでに待機していた公用車に乗り込み無事に帰路に着きました。この度の支部代表者会議出席にあたり、ご尽力いただきました皆様に感謝申し上げます。

以下に全療協まとめを記載いたします。

【協議事項】

第一号　療養所の永続化について

1　全療協は療養所の将来構想を検討する中で、永続化は将来構想の一環あるいは延長線上にあるという認識であり、その上で施設全体を遺すか、部分的（納骨堂、社会交流会館、歴史的建造物）に遺すか検討するが、それは画一的でなく、各施設が独自に決めるという点でとどまっている。

2　基本法改正はメリットだけか、またデメリットはないかを検討する必要はないか。

3　地方自治体とは綿密な連携を保ちながら、将来構想をすすめるべきである。

4　最後の一人まで面倒を見るという国の方針の具体策を求める一方で、私たち自身の将来構想を早期に策定することが重要である。

5　以上の協議の結果、永続化問題を研究、検討するため、全療協会長の諮問機関的な意味合いを持つ有識者委員会（仮称）を常設委員会として設置する。委員の数、委員の選任は会長に一任する。

以上

第三章 人のために生きる

——二〇一八年

平成二〇年新年あいさつ

新年あけましておめでとうございます。職員、入所者の皆様には恵みの内に良き新年をお迎えのことと喜び申し上げます。

昨年も皆様方のご尽力とご支援により自治会活動を継続できたことに改めて感謝を申し上げます。今年も皆様方には昨年同様にご支援ご協力くださいますようお願い申し上げる次第でございます。

十二月一日現在の栗生楽泉園入所者数は男性三十四名、女性三十七名の計七十一名で、平均年齢は八十七歳を超えています。入所者の高齢化が進み不自由度も増す中で、職員の看護・介護無しに日々生活を送ることは非常に難しくなっています。私たちの暮らしを支えてくれる職員は非常勤などすべて含めると二〇五名おりますが、依然として定員不足が続いており、医師の欠員は三名、看護師の欠員は十九名となっています。

昨年を振り返り、私の心に残ったいくつかの出来事をここで紹介したいと思います。

一、八月一日付で社会交流会館に学芸員一名が配属され、施設見学への対応が大幅に改善されました。また重監房資料館の開館以来の来館数は十一月末までに二七〇〇〇人を越えています。

二、八月三日から七日まで「草津泉楽園とみちのくの子どもをつなぐ会」の夏季キャンプが行われ、十六名の子どもたちが参加いたしました。

三、栗生楽泉園人権擁護委員会の設置が決定し、外部委員として草津町人権擁護委員の中澤幸丸氏、高崎健康福祉大学准教授の戸澤由美恵氏、弁護士の田中智隆氏と矢田健一氏の四名が選任されました。

四、青年会館（旧栗生会館）が歴史的建造物として保存されることが決定し、十一月二十一日に国立ハンセン病療養所管理室の視察が行われました。

次に栗生支部三大ニュースを記します。

一、歴史的建造物の補修にかかる現地調査が行われ、青年会館の補修工事実施が決定した。（平成二十九年七月六日）

二、国立療養所栗生楽泉園人権擁護委員会が設置され、第一回の委員会が開催された。（平成二十九年九月二十九日）
三、第一センター四号棟の床暖房整備が完了した。（平成二十九年十二月）

次に平成二十九年度医療機器整備、施設整備等の状況について報告します。

平成二十九年度は第一センター四号棟東西その他工事として、第一センター四号棟東西の断熱改修工事及びサービス棟に現在ある洗濯室を第一センター九号棟東に移動する工事及び職員宿舎の改修工事を実施した。

園内で既に使用していない磐梯舎、明和会館、松ノ湯の解体工事を平成三〇年一月中に完了する。

また、各所修繕工事では厚生会館の床・畳の全面貼り替えと藤の湯の脱衣場の床の張り替えを実施した。

また、高所作業車を購入し高木枝の伐採等の高所作業に活躍した。

医療機器購入として、今年度、入所者の診断、治療に使用するCT16列マルチ撮影措置を平成三〇年三月までに更新し、撮影時間の大幅短縮と画像の鮮明化により入所者の診断・治療の大幅な効率化を図る。

最後になりましたが、皆様のご健勝とご多幸を心よりご祈念申し上げ新年の挨拶を終わりたいと思います。

敬老祝賀会について感じたこと

平成二十九年九月十五日栗生楽泉園中央会館において敬老祝賀会が行われた。

毎年盛大に会が催されるが、今年も内容・質ともに大変充実した会となり、心に残る楽しいひと時を過ごすことができた。

坂本園長・黒岩草津町町長からはお忙しい中ご参加と祝辞をいただき、たいへんありがたい気持ちになった。

町内の音楽仲間の沖津奈穂美さん・武藤理恵子さん・宮越茅加さんの歌と演奏では、その美しい歌声・音色に若き日の思い出がよみがえってきた。

松嶋麻美さんの歌は、歌唱力抜群で活気あるステージを生で体験でき、心躍った。

原沢看護部長と金田介護長は、見た目も歌も「こまどり姉妹」そっくりで驚いた。

金子理学療法士長、金子会計課長、村田義肢装具士の歌と楽器演奏では見た目の楽しさと歌・演奏のすばらしさが絶妙だった。

師長会の演劇・歌では、坂本園長・安野事務部長・師長の皆さんの普段目にする仕事に真剣に向かう姿とは違い、楽しく、才能あふれる姿を再発見し、感動と「また観たい」という期待でいっぱいになった。

中谷薬剤科長のカラオケでは、やさしく明るい歌声にたくさんの元気をいただいた。

入所者・第三センター職員によるハーモニカとコーラスは、「らく楽天城」での日々の活動の充実度を感じるすばらしい発表だった。

また、会の事前の準備や入所者全七十五名への記念品の配布など裏方として陰ながらサポートにあたった福祉課はじめ園内の全職員に対し心より感謝を申し上げたい。

我々敬老者一同は万感の思いに満たされ、この経験を明日への療養生活の一助とし、心穏やかに過ごしていきたいと思っている。

温暖化を食い止める

私は昭和二〇年七月七日、宇都宮陸軍病院より栗生楽泉園に強制収容された。当時は入院患者が一三一三名、職員一二五名、看護婦二十二名で、軽症者が入院者の看護・介護をし、他四十三の作業を強制的に実施していた。

冬場の気温は零下十八度、日中でも零下五度、更に夜は掛布団一枚、敷布団一枚、ガラス戸の隙間から雪が吹き込んで自らの息で布団の襟が凍り付き、薬瓶が割れる、そんな状況が昭和二〇年から二十六年まで続き、そんな中で栄養失調等も要因となって凍死する者も数名居た。当時は一病棟のベッド数が二〇床に対して薪ストーブで暖を取っていた。そんな中、昭和二十八年「らい予防闘争」、昭和二十九年より病棟の看護は患者から職員に切り変わると同時に暖房設備が取り付けられた。少し話は遡るが昭和二十三年に新薬『プロミン』による治療が始まり、昭和三十六年に全ての患者が完治。同年不自由者棟の看護を職員が行うようになり、昭和二十九年のらい予防法改正運動を経て昭和五〇年に食事運搬作業を職員が担う事となったのである。また、建物も三回更新し、平成になってから鉄筋コンクリート造りとなった。以前は数名の患者が詰め込まれた部屋も現在では夫婦で住める夫婦舎があり、独身者でも二部屋に台所・浴室の2ＤＫにて生活し、一般舎棟・不自由者棟共に床暖房が完備（不自由者棟は一から九号棟まであるが、現入園者が居住している五、六号棟は完備されており、四号棟も現在設置工事をしている）されており入園者全員快適に生活をしている。

私は入園して七十二年になり、近年の気温は冬で最低気温零下十度前後、日中は三度、二月になると日中でも零下三度という低気温であるが、昔に比べたら気温は上昇傾向にあるように思える。草津は標高が高いため気温は低いのだが、ここ近年の気温上昇は周囲の環境にも影響を及ぼしている。地球温暖化現象により小動物が死滅し、特に蝶が少なくなった。以前は多く見る事ができた燕も現在では少なくなってしまった。燕が十羽以上地面で泥を咥え、巣を作る様子を見たが今ではあまり見ることが出来なくなってきている。現在の福祉棟や自治会の軒先には十個以上の巣を見ることができたのだが。秋になるとたくさん飛んでいたトンボもすっかり少なくなってしまった。

地球温暖化によって南極の氷が溶け、海面が上昇して南方の小さな島は水没してしまっている。気温の上昇により氷が溶けた南極大陸は、露出した地面に苔が生え、大陸の緑化が五〇年前の三倍の速さになっているという。しかしながら近年は南極大陸の氷は一部では溶けているが一方では増加して相対的にみると氷は増えている。ということも上がっているのでその因果関係ははっきりとしていないのも事実であるが。また、温暖化の影響で太平洋の暖流・寒流の流れの変化によって魚介類が死滅し、夏場は海水の蒸発により、それが上昇気流に乗って日本列島にゲリラ雷雨をもたらし、竜巻等によっても大きな被害が出ている。

昭和二〇年の草津の夏は気温が二十六度、それに引き換え平成二十九年夏は三〇度で、全国では台風・ゲリラ雨によって洪水、崖崩れ、堤防決壊等大きな被害を被っている。富士の裾野の原野を見ると崖崩れは一切起きていないが、その要因として木々がしっかり根を張り、地盤を安定させているからだと考えられる。

言うなれば植林で種を撒くと根は自分の力で地下へ伸び、そうすれば自ずと地盤が安定して崖崩れを防ぐという事である。なお、日本の森林は手入れが不足だがこれについては私の考えであるが自衛隊の活動が大事だと思っている。自衛隊、特に陸上自衛隊が日本の森林を間引き、下刈りし、枝打ちすることによって地球温暖化を防ぐ一手立てとなりうるのである。排気ガスも温暖化を食い止めるために制限が必要なのは言うまでもない。

次に台風予報についてだが、これは萱の葉を手で抜き、節が多い時は台風が多く、今年の萱を手で抜くと、やはりと言うか節が多かった。これは萱が台風によって折れないようにという自然の力で、そこから台風予報ができる。また蜂の巣が高い所にあると台風が少なく低い所にあると台風が多くなる、と母から教えられた。私は昭和二〇年から五〇年まで花いんげん豆を栽培していたが、成長すると四メートルに達するそれを母の教えを元に結び目を調整し台風の被害を抑えたのである。それを売ったお金で肥料や「文芸春秋」を買ったが四年前から盲人会より「文芸春秋」のテープを借りて聞いている。この中にも温暖化現象ついて科学者が記事を書いていた。このままだと今の十代の若者が四〇歳になる頃、日本の気候は夏に四〇度を超える可能性もありうる。温暖化を食い止める為に各国協議をして臨んでもらいたいと思う。

私の歩んだ道

私は陸軍飛行学校を終え従軍していた昭和十九年、舞鶴へ集合するはずだったが、沖縄戦で米軍が上陸したため中止となり、宇都宮の帝都防衛の内地勤務となった。私は中島飛行機宇都宮製作所に配属され、四式戦闘機の胴体にエンジンを取りつける作業についた。一日に取りつける機体は二〇機だったが、どうしても五機ほどは不具合が生じたため、電気系統、燃料系統、エンジン系統が直るまで日夜をかけて点検整備をしていた。

昭和二〇年、私は手首に赤い斑紋が出て顔が赤く腫れ上がり体がだるくなったので、宇都宮陸軍病院で診察を受けた。軍医からは「貴様は伝染病棟の個室に入れ」と言われ、便所の隣の金網のある四畳半の個室に入った。昭和二〇年七月一日に私の所属していた隊の班長から「隊長命令によって兵役免除に処する」と金網の向う側から伝えられた。七月七日、私は宇都宮陸軍病院からトラックに乗せられ、宇都宮から群馬県の栗生楽泉園に護送されることになった。駅に着くと、私が降りたあとの足跡を消すように、二人の衛生兵が噴霧器で消毒していった。群衆の目が私に集中した。私は最後尾の車両に乗せられたが、その車両には『らい患者輸送中』と書かれていた。途中の小山駅と高崎駅でアメリカ軍のグラマン戦闘機の機銃掃射に遭った。軽井沢駅から草軽電鉄でやっと草津に着き、夜遅く楽泉園に到着した。当時の園長の診察でらい病と宣告された。

当時、同園の入所者は一三一三名、職員一二二名、そのうち看護婦は二十二名だったので、園内のあらゆる作業は患者が行っており、軽症患者が重症患者を看病していた。その義務看護は、まるで生き地獄のようだった。昭和二十三年には、特効薬プロミン獲得運動が功を奏し、同二十六年からは全国の療養所の患者全員に投与されるようになった。この年、全患者の総力を結集するため全国国立らい療養所患者協議会(現在は全療協)が発足した。同二十八年、らい予防法改正運動は九項目の付帯決議をもって終結したが、病棟看護が職員に切り替えられ、賃金職員も各園で採用されるようになった。同三十六年、不自由者棟看護の職員化が始まり、同四十九年、患者作業はすべて職員に切り替わった。

私は昭和三十五年から現在まで自治会活動に携わり、あらゆる問題を解決するため努力してきた。人間回復の人権闘争、療養所内での様々な患者作業や生活改善、建物や施設内整備の更新、職員の増員や処遇改善など全療協と一緒に解決してきた。平成八年にはらい予防法廃止となり、同十三年にはハンセン病違憲国家賠償訴訟が熊本地裁において全面勝訴した。その後、厚労大臣、原告団団長、副団長、全療協会長が四つの確認事項《最後の一人になるまで国が面倒を見る、再発防止のための真相究明、賠償金の支給、啓発活動》にサインし活動を始めた。将来構想としては、負の遺産として下地区の元中央会館、重監房資料館などを永久に残していく運動を展開している。

一般舎の独身舎と夫婦舎の最新の更新は、平成十五年度から二〇年度にかけて行われた。建物は鉄筋コンクリート。間取りは六畳と八畳の二間の床暖房。その他、キッチン、トイレ、物置。窓は二重サッシ戸。一棟の居住者は独身者なら三人、夫婦者なら六人。

第一センターは平成二十二年度から改修。間取りは四畳半二間の床暖房。その他、洗面所、トイレ、物置。窓は二重サッシ戸。三号室と四号室の間に食堂がある。一棟の居住者は独身者なら五人、夫婦者なら十人。

文芸活動は偏見差別を受けながら、戦後から大変活発に行われていた。群馬県文学賞には、秩父明水、河東三郎、金夏日、沢田五郎氏ら四人が受賞している。俳句では村越化石氏が平成三年に紫綬褒章を受賞している。

現在の文芸活動者は、詩一人、俳句一人、川柳二人である。

平成二十九年十二月末現在、全国国立ハンセン病療養所入所者数一三八四名。平均年齢八五・四歳。

私の想う「仰げばとうとし」

卒業式の歌といえば、実に多くの歌がある。世代によりそれぞれ思い出に残る曲がある。

私にとっては「仰げばとうとし」である。

卒業式シーズンとなり、この曲を耳にしたところ尋常小学校高等科二年の春の記憶がよみがえった。陸軍飛行学校へ入学が決まった私は「お国のために命を捧げる名誉ある仕事ができる」と希望で胸がいっぱいだった。また学友たちも進路へ向かう希望あふれる笑顔でいっぱいだった。

その後私は病気の為、軍人としての人生を諦めざるをえなかった。お国のために働くことができない自分が悔しかった。この歌が聞こえてくると自然と涙がこみ上げた。

あれから七十八年、心に抱いた夢をどれほどの学友が叶えただろうか。皆どんな人生を歩んだのだろうか。今何人の学友がこの世に生きているのだろうか。

今私はたくさんの子ども達、孫達に支えられ、平和な世の中をこの年まで生きている。幸せをかみしめている。

私にとって「仰げばとうとし」は「希望の歌」「絶望の歌」そして「幸福の歌」という人生九十二年の想いの深い歌である。

「天水」に生かされる

「雨」は昔から天の恵みの水という意味で「天水」と呼ばれています。

この「天水」を実感するのは、一つは、雨によって田畑が潤い、農作物が収穫できることです。こうして私たちは果物から野菜・お米に至るまで四季折々さまざまな農作物を食すことができます。

二つ目は、つばめは春になると、雨水でできた水たまりでその泥を材料に巣をつくり、畑の虫を餌に多くのヒナを育てることです。これは農作物の害虫駆除につながります。またたくさんのつばめのいる風景は私たちの心を和ませてくれます。

三つ目は、雨水を利用して水力発電がおこなわれることです。群馬県内には三十二か所の水力発電所があります。こうして電力が供給され、人々の日々の生活が豊かなものとなっています。

このように「雨」によって私たちを含めたすべての自然は生かされていること、また「雨」はまさに「天水」であることをつくづく実感します。そして私はこの「雨」に日々感謝の気持ちを忘れないようにしたいと心を引き締めています。

茨城県里帰りの思い出

茨城県職員による栗生楽泉園慰問訪問が、平成二十九年九月一日（金）の午後一時三〇分から午後三時までありました。訪問者は四名で、納骨堂への献花・お参りの後、福祉会館にて懇談を行いました。懇談では、私達の日頃の生活状況や最近の茨城県の話題、茨城県里帰り（郷土訪問）事業の日程や希望などについて話をしました。

茨城県里帰り（郷土訪問）事業は日程調査の結果、平成二十九年十一月十四日（火）から十一月十五日（水）の一泊二日で行われることになり、私を含め四名の茨城県出身者が参加することになりました。

十一月十四日（火）の午前七時三〇分に栗生楽泉園を出発しました。茨城県には昼頃到着し、県の担当者と合流しました。食事の後、最初に行ったのが涸沼にある、一本松で有名な親沢公園でした。涸沼は私の生まれ故郷で、特に親沢公園は実家に近かったので、若い頃海を見るためによく来ていた場所でした。目の悪くなってしまった今の私には、親沢公園から見えたきれいな海や景色は残念ながら良く見えませんでした。しかし、海からの風や匂いを感じることができ、次々と昔の事が思い出され、懐かしい気持ちで胸がいっぱいになりました。

その後、ポケットファームどきどき、千波湖に寄った後、ホテルに到着しました。ホテルでは県職員の方達と懇親会がありました。そこでは、里帰り事業の企画・実施のために奔走してくださった県職員の方達にお礼を述べ、また、今日あった出来事などを話し、楽しいひと時を過ごすことができました。

翌日、私と妹は老人福祉施設に入所している妹に会うために、皆とは一日別れて行動しました。妹との面会が終わった後には必ず、あと何回会うことができるだろうかと考えてしまいます。それだけに妹の面会の時間は、私にとっても、妹にとっても大切な時間です。

私達と別行動だった皆は、大洗磯前神社に行った後、那珂湊おさかな市場・めんたいパークに寄り、新鮮な魚介類のお土産を買ったようです。私は行けなかったのですが、お土産ののりの瓶詰を一箱買ってもらいました。

私達は県庁で皆と合流し、県庁議会棟二階にあるレストランで県職員に勤務されていた時に何度かお会いしたことのある木庭様（現茨城県保健福祉部長）と再会し、話に花が咲きました。

会食後、大井川和彦知事への表敬訪問がありました。今回の里帰り事業の希望を聞かれた際、無理を承知で面会をお願いしていたのです。表敬訪問では、私達ハンセン病患者が歩んできた歴史などについて話をさせていただきました。大井川和彦知事からは「県として偏見がなくなり、より理解が進むようにしたい。」とのお言葉をいただき、力強い握手も交わしました。知事になられたばかりの多忙な時に、貴重な時間を割いてくださった大井川和彦知事並びに様々な調整をしてくださった県職員の皆様に改めて感謝申し上げます。新聞各社からの取材を受けた後、県庁を出発しました。そして、茨城県水戸市にあるお菓子夢工場へ行き、水戸の梅や吉原殿中などの銘菓を友達へのお土産として買いました。そこで、ずっと同行してくださった県職員の方と別れ、故郷の茨城県を後にしました。

帰りの車中では、皆が旅の疲れも忘れ、旅での出来事を語りあいました。笑い声の絶えない、とても楽しい車中でした。群馬県に入り、辺りもすっかり暗くなりました。お腹が空いてきたので、渋川市にあるいっちょうという和食レストランに寄りました。うどんを食べながら、また旅の話で盛り上がりました。

私達は再び車上の人となりました。さすがに皆疲れたのか、あれほどにぎやかだった車中も静かになり、眠っている人もいるようでした。私も何度かうとうとしてしまいました。結局、栗生楽泉園には、午後八時二〇分過ぎに到着しました。車から降りると、標高一〇〇〇メートルを超える高地にある草津町の風は、とても冷たく感じられ、ああ、また戻ってきたのだなあとしみじみ思いました。印象に残る、楽しかった里帰りの旅もこれで終わりです。私は九〇歳を超えているので、いつまで行けるかわかりませんが、機会があればまた行きたいと思っています。

最後に、安全運転してくださった山本車庫長及び中澤副車庫長、付添職員として同行してくださった福祉課の松下さん、本当にありがとうございました。

桜並木の同窓会

私は昭和十八年陸軍に入隊となり、昭和十九年に宇都宮製作所に配属となった。毎年、満開の桜並木の中、出兵してゆく戦友たちを見送った。戦友たちとは「靖国神社でまた会おう」と固い約束を交わし、別れた。厳しい戦火の中、お国のために若い命を散らした戦友は二〇〇人を超えた。

戦後になり、私は靖国神社を訪れた。きれいな桜並木が風に揺れ、一斉にさくらの花びらが舞い散った。天に向かって大きく広げた私の手のひらに軽やかでやさしい桜の花びらがあふれた。「靖国神社でまた会おう」と交わした言葉が脳裏をよぎった。花びら一枚一枚に戦友たちの命を感じた。私は生きてこうして君たちに再会することができる。君たちは桜の花びらとなって、毎年君たちが築いた平和な「この世」に帰ってくる。そして、私だけではなくすべての人々の心を和ませる。私もこの命が続く限り、こうして君たちと毎年「桜並木の同窓会」を楽しみにしている。

誕生日

誕生日「生んでくれてありがとう」と母に感謝。昨日まで雨が降り続けた空に、二月二十二日の今朝、戸を開けると明星が私の誕生を祝うように輝いていた。

母からこんな話を聴いたことを思い出した。「お前の生まれた日は母にとって受難日、しかし家族にとっては、五体満足で、大きな声でオギャーオギャーと生まれ、喜びの日だった。」と。父は「時の男になりなさい」と私に「時男」と名づけた。

その後私は成長し、軍隊へ入隊した。先祖代々の墓に、髪を切り、爪を切って納めた。この時母は「他人のために命を捨てるのはよい。しかし、犬死だけは絶対にだめだ」と私に言った。この言葉が私の心に突き刺さった。「これが最後かもしれない」と私はあふれる涙を止めることができなかった。

九十二歳の今日までこうして父母はじめすべての人々に生かされてきた。きょうは晴天に恵まれ、また明日からの私の生きる道を応戦するかのように黄色い福寿草が一面にきらきらと咲いている。

栗生楽泉園における公正証書遺言

ハンセン病療養所ではたいがい園独自の「世話人」または「後見人」という制度がありまして、入所者同志で身内同様の付き合いをしています。

入所者が亡くなりその財産の運用については、配偶者や親族がいない場合、またいても親族関係を秘密にしていたり縁を切っている人などは、園内の「世話人」が金銭の管理を行う場合が多く、故人のお金で葬儀を行ったり、故人の遺志にそった使い方をして来たのが慣習になっていました。

過去に於いては死後の貯金の払い戻しもハンセン病療養所の特殊性から園内の郵便局はある程度柔軟に対応してもらっていましたが、ある郵便局で、払い戻しを行ったあとに親族が現れて、相続分の損害賠償を求められるといった事案が起きているので、正規の相続手続きによらない払い戻しは出来ないということになりました。

世話をしている療友が急死してしまい、親族がいない、音信を断っている、あるいは身内に「ハンセン病者」がいた事が家族、親族にわかってしまうなどで安易に連絡出来ない、といった事で貯金の払い戻しができないケースが出てきました。

入所者の高齢化に伴いまして、会員の皆様から遺言書等の相談が自治会にもたくさん寄せられるようになりました。

自治会では、おりしもハンセン病国賠訴訟が提訴され弁護士の先生とのお付き合いから群馬県弁護士会にお願いし、「法律講演・相談会」を開催することにしました。

平成十年二月二十五日十三時五〇分より十六時まで、弁護士新井泰弘先生をお迎えして、「公正証書による遺言書の作成」について題して講演をしていただきました。

まず遺言書にはどんなものがあるか、ということで、主に自筆遺言書、公正証書による遺言書でありますが、自筆遺言書には多くの制約があり決められた書式にあったものでないとか、中に不備、誤りがあると無効になるという事、尚且つ死亡した時には家庭裁判所の検認が必要であります。そもそも自筆で書けない入所者が多くいます。

そういったことを考えると、公正証書による遺言書がよいだろうということなど、他にも相続のこと、財産管理の法的なこと等々貴重なお話を聞かせていただきました。

また最後には十五件ほどの入所者からの熱心な質問にも丁寧に説明していただきました。

この法律講演、相談会を踏まえまして、当園では福祉課にも相談して公正証書による遺言書の作成を進めることにしました。

作成の方法としては、公証人役場に出向くのは困難な入所者が多いことから、公証人に出張してもらい園内での作成をお願いすることにしました。

具体的には、ＭＳＷが作成希望者に遺言内容を聞き取り、公証人役場に送ります。公正証書の原案が出来ると公証人から連絡があるので、日程を調整して出張してもらいます。一度の出張で四人乃至五人くらいずつで行うようにしました。出張旅費の個人負担も安くなります。

このようにして第一回目を平成十年六月十九日、高崎公証人役場から公証人を迎え四名の方が公正証書により遺言書を作成しました。

この時の皆さんの遺言の内容は、預貯金の払い戻しが比較的容易に出来るように「友人（世話人）や親族などの○○所有する財産のすべてを遺贈する（相続させる）」といった簡単なもので、死後、してもらいたい事など細かい事は文書に書いておく、又はMSWに代筆してもらっておく、口頭で世話人などに依頼しておくといった人が多かったようです。もちろん遺言内容、財産が多くなると手数料は高くなります。

当時としては死後、法定相続人による正規の手続きによらなくても遺言執行者を指定する事で預貯金の払い戻しが出来るということが目的でした。

公正証書の作成には立会証人が二名必要ですが、作成者が特に指定する人が無ければ福祉課職員が立会証人になってくれます。その後、MSWの勧めにより四～五人作成希望者がまとまると公証人役場に依頼し公正証書遺言を順次作成しました。

今では公正証書遺言を作っている入所者はおよそ九割に達しています。

しかし、認知症等でどうしても意志表示が出来ない人は遺言書を作ることが出来ない状態にあります。

恵保育園児和太鼓演奏慰問

毎年八月になると、高崎市の恵保育園児が療養所を訪問してくれます。園児たちは、園内の中央会館において、和太鼓演奏や合唱、盆踊りをして私たち入所者を楽しませてくれます。

平成八年「らい予防法」が廃止され、平成十三年には熊本地裁において「らい予防法違憲国家賠償請求訴訟」判決により、政府が控訴を断念し、我々原告は全面勝訴しました。

以前から一般社会の方と交流はありましたが、「らい予防法」廃止を機に様々な人たちがハンセン病療養所施設の見学に訪れるようになり、入所者との交流も盛んになりました。

恵保育園長の松岡先生は、浄土真宗本願寺派（西本願寺）の住職でもありましたので、療養所内の浄土真宗大谷派栗生崇信教会の入所者と交流がありました。交流会の席で松岡園長から「保育園児たちが日ごろから練習している和太鼓の演奏を、療養所内で入所者にお聞かせしたい」という申し出がありました。栗生崇信教会の会員は、「そういうことなら自治会と相談してはどうだろうか」と言って、その結果、園児たちの訪問が決定したのです。それに伴い、事前に園児たちの保護者が施設見学にお見えになり、ハンセン病療養所訪問のご理解を頂くことができました。

平成十五年八月二十二日、第一回の恵保育園児による和太鼓演奏慰問が実現しました。

当日は園児十名、保護者・職員十一名が来園し、舞台の上で和太鼓演奏をしてくださいました。園児たちが小さな手にバチを持ち、大きな太鼓を叩く姿に、どのくらい練習をしたのだろう、と思いを巡らせました。入所者たちも園児たちを見て口々に「可愛いね」と言って、とても喜んでおりました。

そして松岡園長から、今後も楽泉園を訪問させていただき、園児たちの演奏をお聞かせしたいとご挨拶を頂きました。私も自治会長としてお礼を申し上げたことを記憶しております。これがご縁で翌年六月十九日、私は松岡園長のお招きで、高崎市の恵保育園で「ハンセン病」について保護者の方々を前に、講演をさせていただきました。

毎年七月になると、松岡園長から、園児たちの和太鼓演奏訪問について、お便りを頂きます。私は、自治会執行委員会に諮り、受け入れを決定しております。

八月三〇日、今年で十六回を迎える和太鼓演奏訪問が実施されました。

午後一時、会場の入り口には、半被を着て捻り鉢巻き姿の園児たちが「こんにちは」と大きな声で私たち入所者や付き添いの職員を迎えてくれました。私たちも手を振って園児たちに応えました。

午後一時三〇分、会場にはすでに大きな和太鼓が準備されています。松岡園長のご挨拶が終わり、園児たちが入場してきました。保育士の号令で園児たちはそれぞれの位置に付き、挨拶をして演奏が始まりました。曲は「夏祭り」と「上州」です。園児たちは掛け声を掛け合いながら、皆で揃えて和太鼓を叩いています。力強い和太鼓の音色が会場に響き渡り、保育園児とは思えない迫力がありました。演奏が終わり、園児たちが「ありがとうございました」と挨拶をすると、会場から大きな拍手が贈られました。

次に保育士のピアノに合わせて園児と卒園児が「海」「花火」「富士の山」「我は海の子」の四曲を歌いました。会場にいる誰もが知っている曲でしたので一緒にくちずさむ人がたくさんおりました。歌唱が終わると、いよいよ盆踊りの時間です。園児、保育士、入所者、職員が一緒になって大きな輪をつくります。まず、保育士の方が中央に進み出て曲に合わせて踊りを教えてくれます。一回ではなかなか覚えきれず、二回ほど練習をしていよいよ本番です。園児らと手を繋ぎ、跳び跳ねたり、手を叩いたり、と普段なかなかすることのない動きに戸惑いながらも、体を動かし一緒に盆踊りを楽しむことができました。

最後に、園児から会場にいる全員に手作りの団扇が手渡されました。自治会長として私からお礼を申し上げ、ささやかなプレゼントを渡しました。

平成十五年、第一回和太鼓演奏訪問に来た園児はすでに成人を迎えています。「三つ子の魂百まで」と申しますが、園児等が我々と触れ合った経験を生かして、偏見・差別することのない大人になっていると信じています。

療養所内の入所者の平均年齢は八十七歳を超え、職員の手厚い看護、介護を受けながら日々生活を続けています。

私は、来年も恵保育園の訪問に立ち会いたいと願っております。

吾妻郡身体障害者連合会 カラオケ交流大会

「第二十四回吾妻郡身体障害者福祉団体連合会カラオケ交流大会」が六月二十二日、中央会館で開催されました。

このカラオケ交流大会は吾妻郡内の身体障害者とその家族の親睦と、地域間の相互交流を深め高揚を図る目的で、毎年実施されています。第一回から第三回までは、吾妻郡内の各町村の会場でカラオケ交流大会が開催されていました。

平成八年の「らい予防法」廃止に起因してか、平成九年に栗生楽泉園自治会に「吾妻郡身体障害者福祉団体連合会」への加入の話があり、当園自治会も入会することにしました。

吾妻郡身体障害者福祉団体連合会の主な行事は、スポーツ大会やカラオケ交流大会、囲碁将棋大会など様々です。

平成十年、吾妻郡身体障害者連合会カラオケ交流大会が栗生楽泉園で初めて開催されました。当時はまだ偏見・差別が残っていた頃でしたので、当園での開催は感慨深いものがありました。その後、平成十六年までの間に三回、平成二十二年以降は毎年当園で開催されています。受け入れ理由としてカラオケ設備等の充実も上げられますが、地域交流、啓蒙啓発活動の一環にもなると考えるからです。

六月二十一日、カラオケ交流大会を翌日に控え、連合会事務局の方、福祉課職員による会場の設営が行われました。

二十二日、朝から好天に恵まれ、午前九時ごろから各町村の大会参加者や応援者が会場に続々と集まり始めました。それぞれ受付を済ませ町村毎に用意されたテーブルに着席しています。会場内はすでに熱気にあふれており用意された席もほぼ埋まっているようでした。

開会式は午前十時からですが、私は来賓としてあいさつをする都合上、午前九時三〇分に会場に到着しました。少し時間が早いので応援席のテーブルに着席していると、顔見知りの方々が挨拶に来てくださり、一年ぶりの再会をお互いに喜びあいました。

午前十時、開式のことばに続き吾妻郡身体障害者福祉団体連合会長福原様よりご挨拶がありました。続いて、吾妻保健福祉事務所長伊藤様、吾妻社会福祉協議会長下谷様と自治会長の私が来賓挨拶をいたしました。次に前年度優勝者よりトロフィーの返還、事務連絡があり閉式となりました。

午前十時二〇分、午前の部のカラオケ交流大会が始まりました。今年度は五町村から十名の方がエントリーされ、その内二名は楽泉園の方です。

最初に一番から三番までの方が舞台に上がり、それぞれ唄い終わったあと、審査員の方に講評を頂く、そして次の三名が唄うという段取りです。参加者は衣装にも凝っていて、見る人聴く人を大いに楽しませてくださいました。また、皆さんとても上手なので、審査員の方も苦慮されておられるようでした。

この大会の一位から三位入賞者は、八月に前橋で開催される県大会に出場できます。参加者十名が唄い終り昼食の予定でしたが、時間の都合で午後の部の発表会に入りました。発表会の参加者は個人、グループを含め九組です。三組が唄い終わったところで昼食となりました。各町村の出演者や応援者たちは、それぞれのテーブルで事務局が用意したお弁当を食べながら、語り合っていました。

正午から発表会の続きが始まりました。出演者の皆さんは趣向を凝らしていて、歌だけでなくバックダンサーを擁するグループや弾き語りをする方もいました。また懐かしい童謡の「ふるさと」を唄うグループがあり、会場の人が思わず口ずさむ姿も見られました。

九組の発表が終わり、本日最後のアトラクションに入りました。アトラクションは前年度優勝者、プロの歌手、また審査員の方々がそれぞれ二曲ずつ唄ってくださいました。毎年思うことですが、さすがに聞きごたえがあります。

アトラクション終了後、閉会式が始まりました。いよいよカラオケ交流大会の審査発表です。大会参加者十名が舞台に上がり、成績発表を緊張しながら待っています。

表彰式では名前を呼ばれた方は前に出て福原会長より賞状を受け取ります。今年度の二位、三位は楽泉園から出場した方でした。そして優勝者の草津町の方には賞状とトロフィーが手渡され、会場から入賞者に大きな拍手が送られました。

午後二時三〇分、すべてのプログラムが終了し閉会となりました。

この度のカラオケ交流大会開催にあたり、事務局の皆様、職員皆様のご協力によりまして盛会に終了いたしましたことを心より感謝申し上げます。

世相今昔

私の人生はハンセン病回復者として、やり残した権利回復や人権啓発活動に励んできたことと言えよう。

一九四五（昭和二〇年）四月、宇都宮陸軍病院でハンセン病と診断され、小さい頃から感じてきた「お国のために戦う」という使命を失い、「国辱」としてハンセン病療養所に送られることになった。一時は死を決意したほど失意のなかにいた。しかし、「人のために生きろ」という亡き母の言葉を思い出し、生まれ変わった。ここから私の人生のやり直しが始まった。

まず、自分がハンセン病であることを受け入れた。そして、ハンセン病患者の権利回復の闘い、社会に向け人権啓発の活動など、差別・偏見のない世の中となるよう力を尽くすことが自分の使命であると悟った。

こうして私の話に耳を傾けてくれた人々は一〇〇人を超えた。小さな子どもたちや、立派に成長したかつての子どもたちである。その一人一人が私の子どもたち孫たちとなって、今でも高齢の私を訪ねてくる。子孫を残すことの許されなかった私だが、人生をやり直した結果、こんなに素敵な大家族を持つことができた。この家族が明るい将来をきっと創ってくれると信じている。

私たちが次の時代の子どもたちの幸せのために解決すべき問題はたくさんある。「地球温暖化」といった環境問題、「ハンセン病に対する差別・偏見」といった社会問題など実にさまざまである。私たちは日々の生活に直接メリット・デメリットを感じずに暮らしている。「地球温暖化」ではその原因の一つとなる二酸化炭素を排出しているのは私たち大人である。「ハンセン病問題」も、無意識のうちに偏見による差別を行っているのは私たち一人一人がそれぞれの鍵を握っていると言える。そこで、自分の生活意識を振り返り、私たち一人一人にできることは何かを考えていきたい。こうした小さな努力は次の時代の子どもたちへ「自然保護」「人権尊重」という名の大きな「貯金」となって積み上げられる。こうした努力は私たちを救うばかりでなく、次の時代の子どもたちをも救うのである。そして、すべての人々が幸せで暮らしやすい世の中が築かれていくことにつながっていくのだ。

昨年十二月四日、中之条町在住のKさんがいつものように栗生楽泉園自治会事務所に白菜を持ってきてくれた。二〇〇五年から毎年、自分の畑で収穫したトウモロコシや白菜などの野菜を、自ら軽トラックを運転して届けてくれる。頂いた野菜は園内の給食の献立に組み入れて、入所者全員に届くようにしている。

白菜を届けてくれたKさんの様子がいつもと違っていたので、「どうされましたか」と尋ねたら、「高齢となり車の運転が心配なので、今年が最後です」とおっしゃった。Kさんは私と同年代なので長時間運転するのは大変だなと思い、長年の温かい心遣いに感謝し御礼を申し上げた。

今年の十二月三日、Kさんから自治会宛てに小包が届き、なかには手づくりの干柿と手紙が入っていた。手紙には近況が記されてあり、また自治会発行の『高原』誌特集号に掲載された私の写真を見て、懐かしくなったので手紙を書いたということだった。

私はやわらかくて甘い干柿をほおばりながら、温かい気持ちになった。

今と昔の子どもたちの、雨の日の登校風景の違いに驚く。

昭和十年頃の私の子ども時代のことである。学校までの長い道のりをいつも兄弟で歩いて通っていた。雨の日は厳しい道のりだった。舗装されていない砂利道はあちらこちらにぬかるみができていた。私は着物の裾をたくし上げ、重い番傘をさしながら「たかんば」(高下駄)で地面を一歩一歩踏みしめて歩いた。しかし、子どものことなので石を踏んづけては、バランスを崩し転んでしまうこともしばしばだった。こんな雨の日の登校が大変で、大雨のときは学校を休んでしまうことさえあった。

現在の子どもたちの朝の登校風景は様変わりした。軽量の色とりどりの傘にゴムの長靴を履き、楽しげに舗装道路を歩いている。ときには保護者が車で送迎する姿も目にする。

時代は大きく変わり、何をするにも便利な世の中になった。登校が大変だった私にとって、今の子どもたちの安全で楽しげな登校風景はうらやましい限りである。

風を紡ぐ会・北区社会福祉士会
栗生楽泉園スタディーツアー感想集

二〇一八年十月十三〜十四日

人の心に触れる喜び

藤田　越子

栗生楽泉園での宿泊研修を十月十三日より風を紡ぐ会と北区社会福祉士会の合同で行い、今年は十二名が参加しました。

昨年はお目にかかれなかった藤田三四郎自治会長に、病棟で面会できたことが、何よりもうれしく思いました。お訪ねした私たちの前で、歌も歌ってくださって、活力を頂く思いがしました。参加者一人一人と、言葉をかわしながらの力強い握手は、忘れられません。

帰ってから藤田会長より、文部科学大臣賞を受賞された俳句
「定位置に　ルーペとペンと　春炬燵　　藤田峰石」
を手ぬぐいにしたものを参加者へと、記念に贈って頂きました。
心のぬくもりを感じながら、会長が安心して療養され、来年もお会いしたいと私たちも願っています。

園の相談員の小林綾さんは、開園当初からの相互扶助である世話人制度の果たしてきた役割について話されました。六十六名の入所者の平均年齢は八十七歳で一〇二歳の方が最高齢、病棟で生活をされる方が多くなられたそうです。園では入所者自治会の働きかけもあり、高い確率で公正証書を作成されているということでした。
「孤独を抱えてがんばってきた方たちの伴走者でありたい」という小林さんの言葉に、深く共感しました。

重監房資料館を見学すると、過酷な状況の中で犠牲になった方々を思い、いつも重苦しい気持ちになります。
学芸員の北原誠さんのお話を伺い、多くの若者に資料館に来てもらって、国によって隔離を強い

られた人たちの存在を知り、その背景を学んで、自分たちの未来につながる問題として考えてほしいと思います。

「北区は故郷」と話されていた谺雄二さんとのご縁で、栗生楽泉園に伺うようになって十四年になります。宿泊研修を続けてこられたのも、いつもあたたかく受け入れてくださる藤田三四郎会長のご協力のおかげと感謝しています。

ハンセン病の家族裁判も、正しい判断がされるよう心を合せて応援していきたいと思います。

昨年の研修中に急逝された会のメンバー椎名日出男さんのご冥福を祈り、今も一緒に活動している気持ちですので、どうか見守っていてくださいとお伝えしたいです。

栗生楽泉園を訪ねて

重盛　弘行

十月十三日（土）〜十四日（日）の日程で実施した北区社会福祉士会と風を紡ぐ会との合同企画による栗生楽泉園一泊研修スタディーツアーに今年も参加しました。三年連続の参加になりますが、今年は個人的に前日の十二日（金）に草津入りして湯畑近辺を始めとする温泉街を一回りしたあと旅館で温泉にゆっくり浸かり、美味しい地ビールを堪能するというちょいとリッチな企画を組みました。英気を養ってから翌日の正午に草津温泉バスターミナルで他の参加者と合流し、いざ楽泉園という流れです。天気も良く気温も比較的暖かかったこともあって最高の研修日和になりました。

さて、初日は予てから病状が心配されていた藤田三四郎氏との二年ぶりの再会が最大の行事でしたが、お逢いしてみると当初案じられていた病状とは見違えるほどとてもお元気なお姿に接することができ、ひとまず安堵しました。

記憶力も確かで二年前に自宅に招いてくれたことをよく覚えていてくださり、一人一人と握手していただいたあとに気分が良かったこともあって自慢ののどを一曲披露してくれる大サービスぶり、まさに感動ものでした。また来年、お元気な姿で再会できることを願う次第です。

また、館長の北原氏の丁寧な案内により重監房資料館を見学し、納骨堂に立ち寄って慰霊をいたしました。今回初めて参加する人や日帰りの参加者もいたため、風を紡ぐ会の藤田代表の取り計らいで主要な行事を初日に組んでいただきましたので日帰りの方にもいい研修になったものと思います。

二日目は、もう恒例ともいえる相談員の小林氏による栗生楽泉園の歴史や相談員の業務等に関する講義を拝聴し、社会交流会館内部を見学してお昼ごろに現地解散となりました。

毎年のことながら、北原氏や小林氏をはじめ楽泉園の職員の皆様の温かいお取り計らいの元で一泊研修を行わせていただけることに対しまして深く感謝を申し上げる次第です。

人権感覚を磨く

永井　和子

十月十一日に風を紡ぐ会・北区社会福祉士会主催の「ハンセン病問題の今」の題で毎日新聞の江刺正嘉記者の学習会が開かれました。国の誤った隔離政策は本人ばかりではなく、家族にとっても深刻な偏見差別を引き起こし、苦しみを抱えた人生を送らざるを得なかった存在の方たちが国に対し慰謝料請求、名誉回復措置と謝罪公告を求めていることを学んだ後、十月十三日、十四日の両日、栗生楽泉園の宿泊研修に臨みました。

らい菌に感染すると家族・地域から強制的に隔離され施設に収容され家族との関係は途絶させられました。感染の影響から手足の変形、失明、感覚障害等の身体的障害が生じてしまいます。重労働を強いられる過酷な環境。現在はらい菌は感染力が弱く適切な治療をすることで合併症を防ぐことが分かっています。一九四九年以降は特効薬プロミンが開発されたにもかかわらず一九五三年には必要のない強制隔離を定めた「らい予防法」が成立してしまいました。栗生楽泉園入所者の故谺雄二さんは誰よりも憲法を舐めるように読み理解し、血肉に変え、藤田さん達とらい患者の尊厳を回復するための運動を繰り広げ、ついに一九九六年に廃止に繋げました。実に四十三年間も不当な法律に縛り付けられ、苦しめられてきた年月でした。

草津に向かう列車の中で、入院中の藤田三四郎栗生楽泉園自治会長に寄せ書きをする段になり、私はこれまでの楽泉園行きで何を学んできたのだろう? と改めて考えを巡らし気づいたことがあります。十一日の学習会でも触れていましたが、ハンセン病患者の家族も家族というだけで地域から排除され生きていけないことから、患者となった家族とは縁を切ることでしか地域で生きていけない暗黒の時代があった。国策を守らなければならないものとして無批判に受け入れ、協力してきた国民も同じ過ちを犯していることを。私もその時代に生きていたならば国が誤った誘導をしていることに気づき、それは過ちだと声を上げることができたか? 自信はありません。それでも色紙に「人権感覚を磨く」と記しました。

最近でも中央省庁等で繰り広げられている障害者雇用率水増し問題、断種問題、LGBT。貧困問題、教育格差等々を自分には関係ないことと当事者意識を持たずにいることは、その当時、ハンセン病の正しい知識と向き合えなかった市井の市民と同じ過ちを繰り返すことになるのでは? と日ごろの行動に恥じ入るばかりでしたが、努力していきたいと感じた宿泊研修になりました。

最後に、藤田さんの握力が想像以上に強く、朗々と「祝い船」を唄ってくださったことに感激し、退院も間近かなとうれしく思いました。

草津町ハンセン病患者療養所　栗生楽泉園を訪ねて

北区社会福祉士会　高橋　光子

この度は縁あって私が時々保養の為に往来している草津温泉の栗生楽泉園を地区会の仲間たちと共に訪問する機会が与えられ、大変有意義な時を過ごすことが出来ました。会長の藤田様にもお会いできてお話が出来たことは本当に幸運だったたと思います。

数年前に一度、コーン・ウォール・リー女史のお働き、聖バルナバホーム等の設立に関する学び、重監房資料館や展示室などを駆け足で回ったことがありましたが、今回は、館長さんや相談員の方のお話もお伺いすることが出来て、以前にも増して草津の当時の状況がより深く理解することが出来ました。

その前には、毎日新聞の記者から熊本地裁で審議中の国家賠償訴訟に関してもご講演を頂いたこともあり、益々私たちが支えていかなくてはいけないと感じました。

草津の湯ノ沢地区は、半ば公然の「らい病」患者達の場であったと言われています。しかし、その歴史を顧みたとき、患者さんたちがどれほどのご苦労をされたか想像を絶するものがあります。戦争が近づくころ、患者さんたちは根こそぎ収容されました。家に踏み込んで行った保健所の職員は家族の訴えに耳も貸さなかったと伺っています。ご家族は村八分に遭い、親しかった隣人たちも寄り付かなくなり、兄弟もいじめに遭い、婚約者は婚約が破談になり、大変な迫害を受けました。

患者さんたちは何を悪いことをしたというのでしょう。何も悪いことをしていないのは明白です。悪いのは国家であり、それに追随した国民全体です。しかし、残念ながら差別や偏見は今でも、存在しています。「らい予防法」がいかに患者さんたちの人生を奪い取り、家族まで差別と偏見の中でバラバラにされてきたことか。強制収容、終生隔離で死んでいった患者さんたちは全国で二三〇〇〇人有余と伺っています。

患者さんたちは、熊本の裁判を「人間裁判」として、侵害され続けてきた人権の回復をはかると共に、多くの人々の間に、未だに残る偏見と差別を取り除くことを願い、苦労を重ねながら理解ある支援者と共に立ち上がりました。

「らい予防法」廃止の時に、国は「臭いものに蓋」の考えではなく、悪法の歴史の真実を検証して、その責任を明確にしなくてはなりません。平均年齢も八十五歳位になり、遺族の方も継続して裁判を望んでおられますから、早く結審され良い結果が出ることを望みます。

現在でも、この病気だけではなく、人種、年齢、障害、性別、門地などによる差別や偏見がありますから、そうした人権をめぐる様々な問題を解決していくためには、一人ひとりが人権尊重の精神を持つことが大切です。

人権が尊重される社会の実現に向けて、わたしたちに何ができることをこれからも仲間たちと共にやっていきたいと考えています。

平成三〇年十一月四日

田中　時子

栗生楽泉園ハンセン病研修会に参加前に、毎日新聞記者江刺様より「ハンセン病の問題の今」を伺う事で、①国が九〇年間ハンセン病の隔離政策として患者本人だけでなく家族も差別被害を受けていた事実②戦前・戦後にかけて一般市民も巻き込み「無らい県運動」という名の元に、患者を見つけ出し療養所に送り込む施策が行われ、より患者や家族に対する偏見・差別が深刻化した点、国だけでなくその時市民の行った行動に対しての責任は誰が負うのか、また現在進行中の「家族訴訟」は原告計五六八人、その中で実名を挙げているのは三名、その原因は部落差別や家族の差別が恐ろしい事が理由だと伺い、言いようのない怒りを覚え、今の自分でも何か役立つ事はないかと自問自答。以上の事を伺った上で日本有数の温泉地草津から車で十分、広大な施設、国立療養所栗生楽泉園は国が旧らい予防法に基づき設置したハンセン病患者の隔離型療養施設、現在はらい予防法廃止に伴いハンセン病の人々の療養を目的とした施設として国が運営。今回の訪問に際し入所者自治会会長の藤田三四郎様とお目にかかり病気療養中でしたが、大変喜んでいただき、一日も早くお元気になる事を願っております。故郷に想いを寄せて施設で亡くなった入所死亡者の納骨堂参拝、敷地内にかつてあった、ハンセン病患者を対象とした懲罰用の建物、正式名を「特別病室」病室とは名ばかりで実際には患者への治療は行われず、患者を重罰に処するための監房として使用された重監房。昭和十三年から九年間使用され、重監房の施設は基礎部分を残すのみ。現在は重監房資料館として復元、ハンセン病問題への理解を促す事で、ハンセン病をめぐる差別と偏見の解消を目指す厚生労働省が設置した国立の資料館で、誰もが見学できるとのことです。現在全国で十三の国立ハンセン療養所、平均年齢は八十五・五歳。高齢化が進む中で、一人でも多くハンセン病について知ってもらい、二度と同じ過ちを起こさないよう、現在家族訴訟を熊本地裁で係争中、判決は平成三十一年三月言い渡されます。損害賠償と謝罪広告が認められるよう願い、自分でもできる事を協力できればと考えております。

何をなすべきか

風を紡ぐ会　関口　和幸

抗議しなければならない時に沈黙してしまえば、自らを臆病者にしてしまう罪を犯すことになる。

―エラ・ウィーラー・ウィルコックス―

今年もまた草津に栗生楽泉園を訪ねた。

全国十三か所の「療養所」に暮らすハンセン病元患者の数が年ごとに減り、自治会運営もままならない状況になった。楽泉園在園者は現在六十六名。「最後の一人まで面倒をみる」という国の約束を本当に履行させせなければならない。

そして国、自治体、社会が犯した罪である「療養所」を負の遺産＝人権の砦として後世に残していく。

障害者やLGBTなど異質なものを「生産性がない」と排斥するヘイト思潮が強まる中（すぐれたドキュメンタリストであるマイケル・ムーアはナショナリズムではなくファシズムがアメリカでも日本でも席巻しつつある。今が食い止める最後のチャンス。もう遅いかもしれないがと語っている）、私たちの足元に人権の旗をうち立てていく課題がいっそう大きくなっているなかでの訪問だ。

何度来ても、戦後民主主義、復興、発展が取り残した人たち、それを許し加担した私たち自身の罪の深さに思い至る。

同時に、家族の情、絆を断ち切られ、終生隔離の孤独な人生を強いられた人たちの勁さに打たれ、襟を正させられる思いを深くする。

熊本地裁で争われている家族裁判が終盤を迎えている。五八〇名余りの原告中実名で原告に立っている人がわずか三人、匿名でありながら裁判に加わっていることを理由に離婚を余儀なくされた人も出ている。今なお差別・偏見の続くこの国で「私になにができるのか、何をしなければならないのか」と考える。三四郎さん、みなさん、生きてください。

栗生楽泉園をたずねて

松本　眞弓

○今年で二回目の訪問。

二回目での訪問にして、ハンセン病という病気について少し理解が深まったように思う。風よりも軽い菌で感染はしないので怖いイメージが払拭された。当時は周囲に病気の事を理解する人が存在せず、なんと理不尽な偏見や差別が行われていたのだろうと思った。重監房の記念館を作る事の目的が何か分からなかったが、パンフレットやレクチャーを聞いて、将来同じような差別を起こさないようにということをぼんやりと理解できた。

○藤田さんにお会いして

藤田さんは思ったよりもお元気で、失礼ながらも可愛らしく思った。握手したときに「一日、一日を大切にしなさい」と言われた事が、何か特別なメッセージのようで不思議に感じた。いまでも「一日を大切に生きる」とはどういう事だろうと自問自答している。

○ソーシャルワーカーさんのレクチャーを聞いて。
　舩雄二のように、国と戦う人はごくわずか、過半数の人はここで静かに暮らしたいという思いだと聞いて、そうだろうなぁと思った。アルツハイマーで施設に追いやってしまった叔母も同じ気持ち（諦めた気持ち）だろうと思うと少し切なくなった。

栗生楽泉園のみなさんへ

涌井　智子

　秋も深まり、朝晩は冷え込む日が多くなったことと思います。

　二年前に訪れてから、草津は特別の場所になりました。平成三〇年十月十三日、二回目の訪問です。藤田さんが入院中とお聞きし、大変心配しましたが、病室に大勢で伺ったにも関わらず、快く受け入れていただき、歌まで披露してくださり、私たちに、元気とやさしさをくださいました。本当にありがとうございました。

今はとても静に時が流れている楽泉園ですが、昔は、沢山の方が生活し、ご苦労をされていたのでしょうね。辛いことも多かったと思いますが、文化や芸術があり、重監房には差し入れをしたとのお話から、豊かな心と生きる力強さを感じました。

国はその時は法律がそうだった、といっていますが、間違えだったのだから、もっとちゃんとあやまればいいのに。

草津の冬は、雪も降りさむいですね。でも春には美しい緑が芽吹きます。私たちは、私たちができることを、一歩ずつやっていきます。

では、またお会いできるのを楽しみにしています。

○

山本　里美

「栗生楽泉園に行きませんか？」とお誘い頂いた時に、どんな場所で何をしていた所なのか、知識が乏しくまったく知りませんでした。草津にあるので、温泉があるのかな？楽という字が入っているので、楽しい場所なのかな？というイメージしかその時は出てきませんでした。しかし、今はそこで起きた事や、今現在も人が暮らしている事が信じられません。

ハンセン病の人々は集められ閉じ込められた空間で、家族とも関係を絶ち、何を思い生きてきたのか、私達日本人の偏見で起きた事件と呼べる出来事だと思いました。「人々」「私達」と言うと、大勢にまぎれて責任が薄れる気がしてしまいますが、「ハンセン病の人々」は一人の人間で、「私達日本人」は私に他ならないはずです。一人の人間の偏見が集まり、日本人はひどい事をしたと思います。

私も他人事でなく、偏見や思い込みを心のどこかに持っています。もしも、それが間違った事であった場合、つらい思いをする人が出てしまうはずです。ハンセン病では、人々が正しい知識を持っていれば、結果は違ったのではと思います。知る事、見る事しかないと思います。

藤田三四郎さんとお会いして、明るいお声とお顔の裏で、どんな大変な思いをしてきたのか想像も出来ません。戦争もそうですが、経験者が高齢になり直接お会いして、声を聞けるのは今しかないと思うので、この様な機会をくださり本当にありがとうございました。

関口　久子

◯

栗生楽泉園への研修ツアーは二回目三年ぶりの参加でした。

今回の参加を通して、衝撃的な体験や今後の課題について考えさせられました。再現された重監房資料館見学での、重監房に入る体験！　外からの明かりはほとんどなく、電気もない（正確には、笠はあるけど電球はない）暗い独房、布団とは言い難い敷物、トイレとは言い難い穴。

そこへ見学で入ったとたん案内役の北原館長が入り口をドン！　と閉められ、一瞬ハッとしました。当時にタイムスリップしたかのように、独房でのその状態は一瞬とはいえ恐怖でした。今もあの場面はしっかり瞼に焼き付けられています。

入所者の高齢化は進み、現在は六十六人の方が生活されているとのことでした。国は、最後の一人になるまで保証すると言っていますが、現実的に一人のために医療（病院）、施設、関係スタッフを置くのだろうか、それはありえないのではないか、ならばどのような形で保障していくのだろうか？　この事は中で生活されている方も不安に思われていると、「ソーシャルワーカーの業務」について講演してくださった小林ワーカーが話されていました。

過去の事ではなく、今起こっている事！　これから起こりうる事！　これに対して自分がどように関われるのか、大きな宿題を出された気がしています。

○

山野　敏之

二〇一八年藤田三四郎氏の上手な歌を聞かせていただきました。

十月に風を紡ぐ会と北区社会福祉士会と合同で、草津の栗生楽泉園へ行きました。

藤田氏は温かくむかえてくださり、一人一人に固い握手をし、明るく声をかけていただきました。

山野「藤田さん、カラオケなさいますか、谺さんはカラオケうまいのに、一緒に飲みに行ったけど、歌を聞けませんでした、心残りです」といいました。

藤田さんは、握手をしたまま、歌詞を見ないで、うまい歌を歌ってくださいました。

びっくりポンの助でござりますがな。

草津に行った皆の色紙―はげましの言葉を入れたものを差し上げました。

反差別、人権として、まだハンセン病元患者さんに会っていない人々の、はげましの色紙も差し上げました。

人権の礎を草津に創りたいものです。

ハンセン病を絶滅させようとした、旧優生保護法は、人工中絶、堕胎する対象者を未成年、精神「障害者」「薄弱者」遺伝的「身体障害者」「奇形」「犯罪傾向」「色盲」「難聴」「ろうあ」「てんかん」他の病者にした差別的なもので、まだ世界に残る優先思想の法です。アメリカが優生学を研究し、ナチスのジェノサイドになった思想です。

まだ世界には百のハンセン病療養所があるそうです。優生思想の下のハンセン病の方々がたいへんな目にまだあっているのでしょう。

日本での差別の一つとして、まだあります。

資本主義の競争が「弱者を作り「弱者」か「弱者」を差別、排除、いじめ、偏見、無視、殺害をするのです。」

差別されている者同士の連帯の大切さを、ハンセン病元患者さん達は教えてくれています。

さて、草津で、松村まんじゅうをおみやげにかい、温泉卵ソフトクリーム、水あめ、ドラ焼アイスはおすすめですよ。恋の病はなおらないが。

第四章　平成から令和へ

――二〇一九年

新年の挨拶・平成三〇年間の歩み

新年あけましておめでとうございます。

職員、入所者の皆様には良きお年をお迎えのことと心より慶賀申し上げます。本年も自治会活動のため皆様のご支援とご協力を何卒よろしくお願い申し上げます。

また昨年中は職員・入所者の方々には公私ともに指導とご尽力を賜りまして自治会活動を無事に努められましたこと、心より感謝致します。

さて、今年は『平成』の元号が変わる節目の年となりました。新春に当たりまして平成の三〇年間を懐かしく思い出しながら簡単に振り返ってみたいと思います。

まず何よりも大きな出来事は『らい予防法』廃止です。

平成八年三月上京した私たちは菅直人厚生大臣から「衆参両議院で第一三六回国会によりらい予防法は廃止となりました。」と報告を頂きました。この時廃止に伴い「らい」という言葉を削除して欲しいと要望しましたが、新法を作るために廃止は出来ないとの回答でした。私は園へ戻りすぐに園内放送をもって、「らい予防法」は改正ではなく廃止になったと報告したのを覚えています。

平成十三年には熊本地裁で始まった国賠訴訟が全面勝訴しました。平成十年七月、星塚敬愛園と菊池恵楓園の療友十三名が原告団を結成し国を提訴、弁護団代表の徳田靖之弁護士にも応援を願い一三七名にも及ぶ弁護団が結成されました。この原告団と弁護団に呼応して、西日本に所在する各療養所の入所者や退所者が第二次、第三次の提訴をするなか、平成十一年三月東日本の入所者二十一名が東京地裁に提訴しました。

平成十一年四月に開催された第五十一回定期支部長会議において、全療協は組織の総意をもて「らい予防法違憲国家賠償訴訟」を支持すると決議いたしました。その後、駿河療養所、多磨全生園、東北新生園、松丘保養園、そして栗生楽泉園の入所者が原告となり、谺雄二東日本原告団団長を初め鈴木幸次氏、浅井あいさん等が口頭弁論から意見陳述に立ち、自らの体験談を語りました。この時、原告・被告双方の証人として、元厚生省医務局長を務められた大谷藤郎先生が一貫して私たちにとって有利になる証言をしてくださり、大変ありがたかったです。

結果、国賠訴訟は平成十三年五月十一日に勝訴。長島愛生園、大島青松園、邑久光明園の三園も岡山地裁にて同じ日に勝訴しています。しかし直後に国が控訴するかも知れないと連絡が入り、直ぐさま控訴撤回のための行動を開始しました。栗生でも園内放送にて報告し応援を願うと、一三五名の方々が印鑑をもって集まってくれました。国会議員の先生方にも控訴が撤回されるようお願いにあがりました。五月二十三日には原告代表が大型バスで上京し、総理官邸前で皆訴えのゼッケンをつけプラカードを掲げました。当日は我々の支援団体でもある「群馬・ハンセン病訴訟を支援しともに生きる会」の面々も駆けつけてくださいました。首相との三〇分の面談が許可され、国賠訴訟全国原告団協議会曽我野会長、同谺副会長、各原告団代表九名、徳田弁護士が官邸内へ入りました。結果、一時間に及ぶ面談の中で一人一人の手を握り、話を聞き申し訳なかったと話された小泉首相は控訴断念を決定しました。その時弁護士会館に待機していた我々は、NHKの放送により福田康夫官房長官が控訴断念を発表するのを聞き、抱き合って喜んだのを今も鮮明に覚えています。

その年の十二月、被害回復のための恒久対策についての確認書に調印がなされました。『国は最後の一人まで面倒を見る』『十三園の真相究明』『社会復帰の生活に遜色ないよう年金の支給』『入所一年以上の入園者に対し賠償金を支給する』『啓発活動の実施』。それにより中学生向けのパンフレットが作られ全国の中学校に配布されました。また、教員向けの教材として全原協会長谺雄二氏、全療協会長神美知宏氏の体験談を載せた冊子も作成されました。

真相究明と再発防止については、元東京都副知事金平輝子氏、金沢大学井上英夫教授を中心に行い、十三園を一年がかりで回って出来た報告書を厚労省に提出しました。栗生は『風雪の紋』を通し湯之沢や栗生五〇年の歴史を知って頂いたり、現地調査の際には鈴木幸次氏が炭二俵を背負って運んだ当時の経験を再現したりしました。

調査の中で、全国に一一四体の胎児の標本があることが判明しました。その後、昭和三〇年に多磨全生園の近くに建てられた国立感染症研究所ハンセン病研究センターにあった標本に、厚さ二ミリ程のマッチ箱くらいの焼き版で「栗生楽泉園　加藤順子　子・加藤順一」と書かれたものがありました。私と園長で小さな白い箱に入った遺体を引き取らせて頂きました。各園において葬儀を行う際、厚労省からは堕胎児の「堕」の文字を取るようにとの指導が入っていましたが、執行委員会にかけた結果、栗生自治会としては反対の意見で一致し、当日は「堕」の文字を花で隠すようにして執り行いました。火葬し、米一〇〇粒くらいになってしまったわずかなお骨は、母・加藤順子さんの隣に納骨しました。今、栗生納骨堂の前には『命カエシテ』と刻まれた供養碑が建てられています。碑の裏には、二十六名の堕胎児の名前が彫られています。

その後、平成二十一年四月一日に施工された『ハンセン病問題の解決の促進に関する法律』（通称ハンセン病問題基本法）を成立させるために、一〇〇万人署名活動もしました。一〇〇万には至りませんでしたが、最終的に九十二万人の署名を集め衆参両院議長に手渡しました。

ハンセン病問題基本法の第十一条に、医師・看護師及び介護員の確保等国立ハンセン病療養所における医療及び介護に関する体制の整備のために必要な措置を講ずるよう努める事が含まれました。また第十二条には、入所者の生活環境が地域社会から孤立することのないようにする等入所者の良好な生活環境の確保を図るため、国立ハンセン療養所の土地、建物、設備等を地方公共団体又は地域住民等の利用に供する等必要な措置を講ずることが出来るとあり、平成二十四年に菊池恵楓園、続いて多磨全生園が民間のこども園をオープン、邑久光明園は特別養護老人ホームを開設しました。星塚敬愛園は身体障害者施設として土地を提供しています。

平成二十一年より六月二十二日（ハンセン病補償法施行日）を『らい予防法による被害者の名誉回復及び追悼の日』と定め、厚生労働省主催による式典が毎年開催されることになりました。厚生労働省正面玄関前に建立された碑の碑文を掲げます。

らい予防法による被害者の名誉回復及び追悼の碑

ハンセン病の患者であった方々などが強いられてきた苦痛と苦難に対し、深く反省し、率直にお詫びするとともに、多くの苦しみと無念の中で亡くなられた方々に哀悼の念を捧げ、ハンセン病問題の解決に向けて全力を尽くすことを表明する。

平成二十三年六月　厚生労働省

また国は、全療養所が健常者・社会復帰者に対しベッドを各療養所四床開放することを決定しましたが、現在栗生では利用者はありません。松丘保養園、奄美和光園については利用されています。

入所者の高齢化、人数の減少が進む中、国家公務員の職員定数問題で次期合理化目標数が内閣人事局長通知で示され、平成二十六年七月に閣議決定されました。

平成二十七年度以降における国立ハンセン病療養所職員の定員の取り扱いについては、内閣官房と厚労省に対し各代表が職員の増員を要求し、運動を続けてきました。その結果、①平成二十七年度から三十一年度までの合理化目標数を平成二十二年度から平成二十六年度までの合理化数（二五九人）の二分の一以下（一二九人）とする。②平成二十七年度から三〇年度までの間の毎年度の定員を、対前年度のプラス一人ずつとし、その結果介護等の支援を要する入所者一人当たりの介護員・看護師数を三〇年度までに一、五人とする。③平成三十一年度以降は、定員の絶対数を継続的に減少させていくが、その際入所者一人当たりの定員は三〇年度の水準を維持することで合意書を締結しました。

栗生については現在までに歯科衛生士二名、ケースワーカー三名、リハビリテーション科六名が増員となっています。しかし、看護師の定員七十六名に対し十一月現在六十二名で十四名欠員しているのが現状であり、今後の課題です。

私個人の事として記憶に残るのは、平成七年、療養所の統廃合を実施すべきであると二回にわたり全療協ニュースに文面を掲載したことです。その当時は谺雄二氏からその件に対し謝罪文を出すようにと言われましたが、これはあくまで私個人の意見であると謝罪はしませんでした。

その他、栗生の出来事としては、古くから草津町で行われてきた源泉の湯を分ける儀式「分湯の儀」が、平成二十一年より園内の浴場でも執り行われるようになりました。今では毎年女神様の姿を見るのが入園者の夏の楽しみになっています。

また平成二十三年三月に発生した福島第一原発の事故に伴う放射能汚染により、屋外活動の制限など生活に困難を抱えている子どもたちを平成二十四年八月より栗生楽泉園に招き、子どもキャンプという形で受け入れました。このキャンプを通して子どもたち、ボランティア等は入所者との交流の機会を作り、同時にハンセン病に対する理解を深め、普及啓発活動につながったと考えております。平成三〇年までに八回実施されています。

次に平成からの園内の施設整備について主なる建物を記します。まず平成元年栗生会館新築、平成三年度中央会館新築、平成四年度サービス棟改築及び増築、藤の湯増築、平成五年度面会人宿泊棟石楠花荘新築、平成六年度栗の湯更新築、平成七年度汽缶棟新築（二年計画完成）、平成八年度第二病棟更新、平成九年度車庫及び営繕作業所更新築、平成十一・十二年度第一病棟増改築、平成十三年度手術棟新築、平成十四年度治療棟改修及び増築、平成十五年度一般舎棟新築（平成二〇年度までに十六棟、床暖房完備）、融雪道路新設（平成二十八年度完成）、平成十六年度公衆トイレ四棟新築、平成二十一年度上地区昇降機新設、平成二十三年度治療棟昇降機新設、平成二十七年度第ーセンター床暖房他改修整備（平成二十九年度完成）、平成二十九年度洗濯場改修工事等、様々な整備が行われました。

平成三〇年度の整備工事としては、前年度より繰越された園内配電線改修Ⅱ期工事、鈴蘭官舎地区温泉管・下水管引き回し工事、そして永久保存の建物として修復してきた青年会館（旧栗生会館）が完成しました。

こうして三十年を振り返りますと、今後の安全で快適な生活のため、そして栗生楽泉園の歴史が後世に残されるために力を注いでいきたいと改めて身の引き締まる思いです。入所者数も減少し昨年二月時点で六十四名、平均年齢は八十七・六歳となりました。今後も皆様のお力添えを頂きながら自治会活動を努めて参ります。

最後に、皆様のご健勝とご多幸を心よりご祈念申しあげます。

年度別　４月１日現在入所者数

	男	女	計		男	女	計
平成元年	292	224	516	平成16年	120	116	236
2年	274	216	490	17年	115	108	223
3年	257	211	468	18年	103	99	202
4年	249	205	454	19年	97	92	189
5年	242	201	443	20年	88	82	170
6年	235	198	433	21年	83	76	159
7年	222	194	416	22年	76	72	148
8年	212	187	399	23年	67	71	138
9年	204	174	378	24年	59	64	123
10年	191	165	356	25年	52	55	107
11年	173	154	327	26年	48	52	100
12年	161	146	307	27年	43	50	93
13年	154	138	292	28年	41	46	87
14年	141	131	272	29年	39	40	79
15年	130	122	252	30年	34	37	71

なお、参考までに平成の入所者数を掲げます。

平成三十一年度予算要求統一行動に出席

平成三十一年度予算要求統一行動に参加するため、六月五日(火)朝、軽井沢まで当園運輸部の車にて移動し、軽井沢から東京まで新幹線で向かいました。当日午前十時三〇分より、厚生労働省共用第八会議室において、難病対策課との交渉、午後一時より医療経営支援課との交渉を行い、午後三時より総括会議に参加しました。今回は昨年と違い日帰りでの参加で、朝早くに出発し、夜遅くに帰園という形となりましたが、運輸部の職員、付き添っていただいた福祉課職員に感謝いたします。

【平成三十一年度予算要求統一行動（まとめ）】

期日　平成三〇年六月五日（火）

場所　厚生労働省

中央交渉団氏名

〈支部代表〉

松丘支部　石川勝夫　　栗生支部　藤田三四郎　　駿河支部　小鹿美佐雄

邑久支部　屋　猛司　　菊池支部　志村　康　　奄美支部（不参加）

東北支部（不参加）　　多磨支部　山岡　吉夫　　長島支部　中尾信治

大島支部　森　和男　　星塚支部　岩川洋一郎　　沖縄支部　金城雅春

宮古支部（不参加）

〈本部〉

会長　森　和男　　事務局　藤崎陸安

《健康局交渉》

六月五日（火）　午前十時三〇分～十一時三〇分

場所　厚生労働省共用第八会議室

出席者

福田健康局長　川野課長　竹之内課長補佐（総括）

元村課長補佐　山形ハンセン病係長

（難病対策課回答要旨）

一、永続化問題については、弁護団と厚労省の間で意見交換を行ってきたが、今後は全療協にも入ってもらうようにしたい。

二、歴史的建造物について今、第一期の緊急補修工事六ヶ所が終わりそうだということで、検討会で次の補修工事とか、要望があれば議論していただくが、まず少年、少女舎からというこことで進めている。基本的にはそれぞれの療養所の実情に応じた対応になると思うが、入所者の意向を踏まえ、どういう形がいいのか当面難病対策課で考えていく。

三、資料館の運営に当たっては、運営企画検討会で検討し、普及啓発をはじめとする事業計画を決定する。

四、資料館内に設置されている運営委員会も十分にその機能を果たしていないという指摘も多くあり、本年度新たに弁護団や退所者代表にも加わってもらい、広く意見を反映する運営委員会になるように願っている。

五、学芸員は三〇年度六人増員になったので今年度中に全施設に配置されることになる。
六、社会交流会館の学芸員について、二人目以降は必ずしも学芸員にこだわらず、学芸員と一緒に交流会館の業務をするスタッフとして採用できないか委託先の日本財団とも検討したい。

《医政局交渉》

六月五日（火）午後一時～二時三〇分
場所　厚生労働省共用第八会議室
出席者
　武田医政局長　樋口課長　松永政策医療推進官　藤岡課長補佐（総括）
　野田国立ハンセン病療養所　管理室長　上野室長補佐　中村看護専門官
（医療経営支援課回答要旨）
一、ハンセン病患者であった方々の福祉の増進、名誉の回復等に関して問題の解決促進は重要だと認識している。引き続き適切な療養体制の確保を図るとともに、みなさんが地域社会から孤立することなく、良好かつ平穏な生活を営むことができるようにするため基盤整備等に真摯に取り組んでいく。

①医師の確保については、厚労省の担当医及び所長等が、関係自治体、主要大学、国病機構などを訪問し協力を依頼するとともに、ハンセン病療養所に興味を持っている医師を対象に説明会開催など精力的に取り組んでいる。

②安定的な医師確保を実現するために、給与を始めとする処遇について、人事院に対し必要な改善を要望しており、平成三十一年度における要望に向けて、内容の検討を行う。

③看護師の確保については、就職説明会への参加、民間サイトの活用を進めるとともに看護学校や看護協会訪問など、各園と本省が連携して取り組んでいる。

④なお引き続き、医師確保に必要な予算の確保に努める。

二、副園長は今年四月から松丘保養園に採用できた。副園長は医療と運営の中核を担う存在であり、できる限り早期に確保できるよう引き続き努力する。

三、人権尊重の観点から、入所者の生を有意義で尊厳あるものとし、本人らしく生きて頂くことは重要な課題と認識している。こうした課題を克服するため、全園で人権擁護委員会が設置され、旅費、謝金など、その運営に必要な予算確保に努めたい。

四、行政職（二）の事務・事業については、昭和五十八年の閣議決定に従い、原則民間委託等の合理化措置を積極的に講じることになっているが、二十九年度から電気、水道、ボイラー等のライフライン関連業務等の職員が退職した後の対応として、期間業務職員を採用できるとしている。

五、各施設において策定された将来構想について、これを実現するための整備計画に基づき、総合診療棟や社会交流会館等の施設整備をおこなっている。将来構想の実現に向けて必要な予算確保に努める。

六、将来構想は、入所者が地域社会から孤立することなく、良好かつ平穏な生活を営むことができるようにするための基盤整備の中心であると考えており、厚労省はこうした政策について実施する責務があると認識している。本省の職員も現地に出向き、入所者の意向を聞きながら、地方公共団体に対し積極的な努力を求めるなど、その実現に真摯に取り組んでいる。

七、社会交流会館は地域社会と交流することを目的として整備しており、重要なものであると認識している。こうした役割を持つ交流会館の運営費として三〇年度は二六四六万円（一園当たり約二〇〇万円）を確保した。引き続き必要予算の確保に努めたい。

《総括》

〈各支部代表及び本部員の発言要旨〉

一、医師確保は相変わらず進んでいないが、私たちの要請を受けて、議懇が動いたことは心強く感じる。今後に期待したい。
二、これまでになく大きな問題として資料館を運営する日本財団の動きや、方針が新たな課題として浮上してきているが、今後の動きを注視しなければならない。
三、医療経営支援課には入所の終末期医療にもっと重点をおいた施策を講じるよう要求すべきだ。
四、組織改革に端を発した国立ハンセン病資料館問題で、これからは運営について注視しなければならないが、起こり得る課題には当事者として積極的に働きかけることが必要だ。
五、医師確保のため、処遇改善は政治の力で、と訴え続けたことがこの度の議懇の一連の動きにつながったと思うが、この働きが今後につながることを期待する。
六、各地の社会交流会館や歴史館に対する日本財団の動きは警戒する必要がある。
七、社会交流会館には学芸員だけでなく、図書士や事務員の要求もおこなう。
八、医師不足は深刻だが、特に副所長と内科医の充足はより逼迫した重要な課題として早急に解決するよう要求を強めるべきだ。
九、議懇の動きは、今後に明るい光が見えるような気がする。
十、大臣面談が実現すれば、その結果に期待している。
十一、将来構想の全体像を描くことを急がなければならない。

十二、行（二）職員の退職後の補充問題を厚労省にもっと真剣に考えさせたい。
十三、全国の社会交流会館が出揃った形になったが、今後は管理運営の問題を新たな課題として取り上げなければならない。
十四、人権擁護委員会の外部委託の謝金の増額が必要だ。同時に全国の外部委員の研修会をぜひやってもらいたい。
十五、入所者に最後までかかわりを持つはずの社会福祉協議会が撤退することは大きな痛手だ。厚労省はもっとしっかり取り組んでもらいたい。

※行動期間中、各支部及び団体等から激励電報をいただきました。厚くお礼を申しあげます。

〈電報報告〉
（各支部）
松丘支部一　奄美支部一
（支部内団体）
邑久盲人会一　菊池盲人会一　白内障友の会（菊池）一　高齢者会（菊池）一
計六通

「追悼の日」式典に出席して

令和元年六月二十一日(金)、「らい予防法による被害者の名誉回復及び追悼の日」の式典に出席するため、六時二〇分に栗生楽泉園を出発した。出発の準備の為、朝早い時間から看護師や介護員が、持って行く物の確認や服を着るのを手伝ってくれたりする等、身の回りのことをいろいろと気遣ってくれた。六時頃には同行してくれる福祉課の松下さんも準備を手伝ってくれた。そして、栗生楽泉園を出発した車は、七時三〇分頃に軽井沢駅に到着した。私は、栗生楽泉園では、リハビリで歩行訓練を行っているが、長時間歩くことはできないため、ここからは車いすでの移動となる。

八時十四分に「はくたか」五五二号に乗り、軽井沢駅を出発した。そして、九時二〇分に東京駅に着いた。そこから、厚生労働省まではタクシーを使って移動した。厚生労働省では普段なかなか会う事のできない、各療養所の代表者達と会う事ができた。九十三歳の私が来たことを皆とても喜んでくれ、わたしも嬉しかった。

私達は厚生労働省講堂に移動した。十一時に式典が始まり、厚生労働省正面玄関付近にある追悼の碑に代表者が次々と献花する様子がスクリーンに映っているようだった。目が良く見えない私に松下さんが教えてくれたのだ。十一時十五分に黙祷、十一時二〇分、根本厚生労働大臣の式辞があり、その後議員の方達の挨拶があった。十一時四〇分頃からは来賓の挨拶、最後は遺族代表の挨拶があった。いまだに本名を名乗って挨拶をすることができないという遺族代表の方の話を聞いて、まだ差別や偏見が残っていることを強く感じた。

その後、来賓・電報紹介があり、十二時二〇分に閉式した。

十四時にハンセン病問題対策協議会が霞が関ビル三十五階の東海大学交友館で行われるので、タクシーで移動し、レストラン「けやき」で駿河療養所の自治会長達と昼食を食べた。その後、ハンセン病問題対策協議会に出席した。電車の都合があり、十五時頃には退席し、東京駅にタクシーで向かった。

東京駅でお土産や夕食のお弁当を買い、十六時五十二分発の「あさま」六二一号に乗り、軽井沢駅に十八時〇五分に到着。待っていてくれた栗生楽泉園の車に乗り、十九時三〇分頃に栗生楽泉園に到着した。

今回、「らい予防法による被害者の名誉回復及び追悼の日」の式典に出席することができ、そこでたくさんの友人達にも久しぶりに会うことができた。これも、準備をしてくれた看護師や介護員、送迎をしてくれた運転手、同行してくれた松下さんのおかげです。本当にありがとうございました。

なお、式典参列者の挨拶を八月一日号「全療協ニュース」より転載させていただきます。

『名誉回復及び追悼の日』式典
偏見・差別根絶の願いを込めて

「らい予防法による被害者の名誉回復及び追悼の日」の式典が六月二十一日午前十一時から厚生労働大臣はじめ法務大臣、衆・参両院議長、両議懇会長、国会議員、その他原告団、全療協各支部代表、全国弁連や支援者など関係者約二〇〇人が出席し、厚労省低層棟二階講堂で行われました。

式典に先立って関係者代表が正面玄関前の「追悼の碑」に献花し、終了後式典会場に移動して式典がはじまりました。

はじめに司会者が私立を含む全施設の物故者数二七一九一人と今もなお納骨堂に眠る一六七一九柱の御霊に哀悼の意を込めて黙祷を捧げました。

最初に根本匠厚生労働大臣が式典で「かつてとられた施策により多くの回復者の方が人権上の制限や差別などを受け、平穏に暮らすことを妨げられたことに深くおわびするとともに、多くの苦しみと無念のなかでお亡くなりになられた方々に哀悼の誠を捧げます。また、ご家族の方々におかれても大変な思いを経験された方も少なくないものと拝察いたします。令和という新しい時代を迎え、厚生労働大臣としてこうした歴史を二度と繰り返さないという決意を改めて申し上げます。ハンセン病対策の歴史に関する正しい知識の普及・啓発は重要であり、ハンセン病資料館及び重監房資料館を拠点とした取り組みを行っています。今後とも回復者の方々などの声を聞きながら取り組みの一層の充実・強化を図ってまいります。これからもみなさまが安心して穏やかに暮らしていけるよう引き続き問題の解決に全力で取り組んでいくことを改めてお約束します」と述べました。

安倍首相のメッセージ以下、各挨拶の要旨を紹介します。

安倍晋三内閣総理大臣メッセージ（西村内閣副官房長官代読）

長きにわたるらい予防法に基づく国の施策によって大きな苦しみのなかで亡くなられた多くの患者の方々に対し心から追悼の意を表します。

ハンセン病に対する偏見や差別は重要な問題であり、これを根絶させるために国民一人ひとりが正しい知識を持ち、その歴史を語り継いでいかなければなりません。療養所で暮らしておられる方の平均年齢は八十六歳になり、看護や介護がなければ日々の生活維持が困難な方が増えています。

これからも安心して穏やかに暮らしていけるよう真摯に取り組みます。令和という新しい時代を迎えあらためて、これまでの歴史を反省し、二度とこのようなことが繰り返されることがないようお誓いいたします。

大島理森・衆議院議長

国の誤った隔離政策により、自由を奪われ、過酷な生活を送らざるを得なかった皆さまに心からお見舞い申し上げますとともに、亡くなられた方々に謹んで哀悼の意を表します。

今般、旧優生保護法に基づく優生手術などを受けた方々に対し、一時金支給の法律が議員立法により成立いたしました。回復者の中にはこのようなことを強いられ多大な苦痛を受けられた方がいらっしゃることに思いをいたしますと言葉に尽くせぬものを感じます。われわれ国会議員は過去のハンセン病政策や優生手術等の問題を真摯に反省し、心から深くお詫びするとともに、誰もが不当な偏見や差別を受けることなく、安心して生活することができる社会を築くため全力を尽くしてまいります。

伊達忠一・参議院議長（メッセージ）

言われのない差別と偏見の中、人間として享受すべき権利を奪われ続けてきたハンセン病の回復者やご家族の方々に対しまして、衷心よりお見舞い申し上げます。らい予防法が廃止されてから二〇年以上が過ぎました。その間立法府では補償法や基本法を制定し、回復者皆さまの精神的苦痛に対する慰謝、福祉の増進、名誉回復等に取り組んでまいりました。しかし、入所者の平均年齢は八十六歳を超え多様な医療体制の充実が求められるなど、依然としてさまざまな課題が存在しています。引き続き国政に携わる者の責務として、被害を受けてこられた方々が平穏な生活を営むための基盤整備に取り組むなど皆さんの人間としての尊厳をお守りしていくことをお誓い申し上げます。

山下貴司・法務大臣

かつてとられたハンセン病政策によって多くの患者・元患者皆様の人権が制約され、社会において極めて厳しい偏見や差別を受けられた事実を私たちは決して忘れてはなりません。今必要なことは、患者・元患者の皆さまに寄り添って、穏やかに暮らせるような環境を整えるとともに誤った認識や偏見による悲劇が二度と繰り返されることのないよう真摯な取り組みを続けていくことです。

人権擁護行政を所管する法務省としては、偏見や差別をなくすことを強調事項の一つとして掲げシンポジウム開催など、さまざまな啓発活動を展開してまいりました。

またハンセン病の患者である被収容者を収容する専用の施設であった旧菊池医療刑務支所の跡地に整備される小・中学校は、今月二十七日には起工式が執り行われるところ、この地に学ぶ子どもたち、そしてわれわれ国民が人権について学び、健やかに育つそのことを法務省としても願っています。

金子恭之・ハンセン病対策議員懇談会会長

「らい予防法による被害者の名誉回復及び追悼の日」を迎えるにあたり、多くの苦しみの中で亡くなられたハンセン病患者の方々に対し、心より哀悼の意を表します。

ハンセン病対策につきましては平成十三年の入所者に対する補償金の支給等に関する法律や平成二〇年のハンセン病問題基本法等に基づき、さまざまな取り組みを行っているところであります。私ども議員懇談会といたしましても、皆さまの願いを実現すべく尽力してまいりましたが、昨日開催されました総会においても、統一交渉団の皆さまより医師や介護職員の処遇の改善等に関する要請をお受けしたところであります。まだまだ解決すべき課題が多く残されていると改めて実感いたしました。今後も関係者皆様の声を伺いながら残された問題の解決に向けて引き続き努力していく所存でございます。

森山裕・ハンセン病問題の最終解決を進める国会議員懇談会会長・代読

ハンセン病については、いまだ解決に至っていない問題も多く、なかでも元患者の方々及びその家族に対する偏見・差別の問題は重要であり、これを解決するために議員懇談会としても引き続き努力していく必要があると感じています。令和の新時代を迎え、あらためてより多くの国民の皆さんにハンセン病の理解を深めていただき、入所者の皆さまに安心して生活いただけるよう、ハンセン病の諸問題に取り組んでまいりますことをお誓い申し上げます。

志村康・全原協会長（堅山事務局長代読）

今年は私どもがらい予防法違憲国賠訴訟を提起してから二十一年目です。現在、熊本地裁で二つの裁判が行われています。一つは、家族訴訟で、元患者の家族五六八人が予防法による被害に対して謝罪と損害賠償を求めて提訴しました。今月二十八日に判決が言い渡されます。次いで、菊池事件の再審請求訴訟です。最高裁は三年前いわゆる特別法廷について、裁判所法の運用を誤り、憲法に違反する不利益な取り扱いをしたとして謝罪しました。その特別法廷において無実を叫び続けたFさんが死刑判決を受け、死刑を執行されてしまった菊池事件再審請求訴訟です。この二つの裁判の解決を見ない限り、司法の場でのハンセン病問題は終えることはできません。

森　和男・全療協会長

　ハンセン病問題は依然として未解決の課題が多く、特に医師充足について園長不在が一施設、副園長不在が四施設の他、欠員三十五人という数字が示す通り事態は進展する見通しが立っていません。制度や法の壁にとらわれず、新たな発想による対策を模索し政治的な解決も視野に入れた最優先の課題として取り組みの強化を望みます。長年続けられた職員の定員削減によって不自由者棟だけでなく、施設の運営や入所者の生活全般にわたって影響を及ぼしています。政府の無責任な対応によって誤った隔離政策を続けた国が効率優先の合理化政策で再び入所者の人生を踏みにじることとは断じて許せません。さらに、国立ハンセン病資料館について、ハンセン病問題基本法の趣旨にのっとり、資料館の運営は当事者の意向が最重要なものとして尊重されなければならないにも拘わらず、当事者の主体性がないがしろにされていることは遺憾なことと言わざるを得ません。今後、法の趣旨に従って、資料館の運営が適切に行われるよう、厚労省の対応を求めます。

　国にいかなる事情があろうと、国の責任において「基本法」を完全実施し、ハンセン病問題を全面的に解決することを要求します。

　超高齢者集団となった私たちには、時間がありません。無念の想いで先に逝かれた二七一九一人余の心を私の心として、その遺訓、遺言を片時も忘れることなく全面解決のため努力を続けることが私に課せられた責務です。私たちの闘いを最後まで注目し、御霊によって支えて下さい。

遺族代表

私は徳島県で生まれ育ちました。私が小学六年の時父は香川県の大島青松園に強制収容されました。私が学校に行っている間の出来事で家の中も外も真っ白になるほど消毒されたそうです。小さな集落、人口一五〇〇人の山村ですので父の収容と消毒のことはあっという間に村中に知れ渡りました。この日を境に近所でいつも遊んでいた友達からのけ者にされるようになりました。道の向こうから見下すような感じで私の家の方を指さしている姿が今も脳裏に焼きついています。学校でも同じでした。中学二年の時逃げるように別の地域に引っ越ししました。それからは父の存在をひたすら隠し続けました。学校でも就職先でも、おやじはおらん、死んだ、でずっと通しました。これからも一生父の病気は隠し通さなければならないと今も強く思っています。

（二〇一九年八月一日発行「全療協ニュース」）

国立療養所多磨全生園
創立一一〇周年記念式典に参加して

令和元年九月二十八日土曜日、午前八時三〇分、私は多磨全生園の記念式典出席のため栗生楽泉園福祉課前を出発しました。付添にはＭＳＷの小林さん、運転手は副車庫長の中澤さんの三名で出かけました。秋の日の爽やかな朝、沿道の田には、黄金色の稲穂が風にゆれていました。

途中休憩を取りながら多磨全生園には十二時近くに到着し前もって連絡をとっていた旧知と久しぶりに会い昼食をともにしました。多磨全生園は、平成二十五年六月二十五日、ハンセン病資料館二〇周年記念事業に出席以来の訪問で懐かしく思いました。

また、平沢自治会長、石井園長にも声をかけて頂きました。

式典は、午後一時より始まり、副園長の開式の辞、黙祷、国歌斉唱のあと石井園長、平沢自治会長の式辞、厚生労働大臣告辞、来賓の挨拶は東京都保健福祉局長、東村山市長でした。電報披露に続き個人、団体に感謝状の贈呈があり、藤田自治会副会長の閉式の辞で終わりました。このあと、アトラクションがあり、二時四十五分からはハンセン病資料館の見学、三時四十五分から一一〇周年記念の集いが予定されていましたが、日帰りのため帰りの時間もあるので、三時過ぎには多磨全生園をあとにしました。

多磨全生園は「ライ予防に関する件」という法律のもと全国に五か所のライ療養所が作られることになり、関東と中部は東京に作ることになりました。当初は「慰廃園」のある目黒が候補地にあげられましたが住民の猛反対にあい断念し他に候補地を調査するたびに地元住民に反対され、ほかの四か所の療養所では反対はあったものの、建築が進んでいて完成も近いのにここでは遅々として進まなかった。偶然東村山の有力者と話す機会があり、東村山は土地がやせていて寒村であることから、土地の買い上げや住民雇用、野菜などの需要、医師がいることで診察に便宜をはかることなどで土地買収ができた。

しかし、土地を持たない農民などの反対派の暴動にあったが、警察の協力を得るなど幾多の困難をへて開所したと聞いています。

ここに機関誌『多磨』創立一一〇周年記念特集号から、「一一〇周年に寄せて」の石井園長と平沢自治会長の寄稿を転載させて頂きましたのでここにご紹介いたします。また、こころよく転載を了解してくださった『多磨』編集部にお礼申し上げます。

一一〇周年に寄せて

多磨全生園創立一一〇周年を迎えて

多磨全生園　園長　石井　則久

国立療養所多磨全生園は二〇一九年九月二十八日に創立一一〇周年を迎えました。

一九〇七（明治四〇）年の「癩予防ニ関スル件」に基づき、一九〇九（明治四十二）年、第一区府県立全生（ぜんせい）病院として創立されました。武蔵野の雑木林に包まれた緑自然環境の地にハンセン病療養所を建設することになりましたが、幾多の困難にあい、当初の四月予定から半年遅れの病院創立でした。偏見差別にあい、家族や友人とも別れ、治療薬もなく、障がいが進み心身ともに病んだ体で患者は入院してきました。

北条民雄の小説は一九三四（昭和九）年頃の全生病院の情景を描いていますが、入院しても治療薬は寛解が僅かに認められる筋肉注射の大風子油のみで、さらに職員や運営費が少なかったため、軽症患者が重症患者の世話をし、多くの食料を自給、生活全般を入所者が賄うという状態だったため、手、足、顔面、眼などの障がいは進行していきました。

一九四一（昭和十六）年に内務省から厚生省移管で、国立療養所多磨全生園（ぜんしょうえん）になりましたが、戦争中の物資、食料の払底、職員減少、結核の蔓延などで多くの療友が納骨堂の御霊になりました。

一九四六年の石館プロミン使用からようやく日本のハンセン病治療の歴史は始まりますが、内服薬のＤＤＳの時代になっても、「ライ予防法」の下、隔離政策は続きました。新発患者、新規入所者は減少し、最大一、五一八名（一九四三年）の入所者も減少の一途をたどりました。一九八一（昭和五十六）年に世界保健機関（ＷＨＯ）が新たな治療法剤（リファンピシン、クロファジミン、ＤＤＳの三剤による多剤併用療法）を提唱する頃には療養所入所者の治療はほぼ最終の時期でした。

一一〇年という長い間、入所者の生活は困難の連続でしたが、一九九六（平成八）年の「らい予防法」の廃止によりハンセン病を取り巻く環境は大きく変わっていきました。

二〇一九（令和元）年九月一日現在一五二名の入所者が全生園で暮らしています。心安らかに安心して生活できる環境を入所者の方々と職員で作って、日々改善に努めています。しかし平均年齢は八十六歳と高齢になり、身体的な困難さと共に心の拠り所にも困難さが出てきています。職員は入所者に寄り添うべく努力しています。

この一一〇年間、入所者に寄り添った職員は多数いました。設立当初は医師、看護師、事務員は数えるばかりしかいませんでした。ハンセン病施設の職員というだけで、彼らもその子供たちも偏見差別を受けていました。その中にあっても誠心誠意に入所者に寄り添っていました。

全生園は東村山市にありますが、地域の方々との交流も深まっています。全生園を散策したり、園児や児童・学生の歓声、野球に興じたりする姿は、開かれた全生園の姿です。緑多い全生園は市民、都民、国民、世界の人々にハンセン病の歴史を伝え、人権の大切さを発信し、偏見差別のない世界になるように啓発していきます。緑を大切にして人権の森が全ての人々を照らす光になるように望んでいます。そして、天国に旅立った四、二二六名の御霊に謹んで哀悼の意を捧げます。

ハンセン病資料館は現在、国立になっていますが、全生園や他園の入所者の深い思いを込め、一九九三（平成五）年に高松宮記念ハンセン病資料館が開館しました。二〇〇七年には名称を国立ハンセン病資料館とし、ハンセン病啓発に取り組んでいます。全生園の散策と共に、全生園に隣接する資料館を見学し、そして納骨堂の前で静かに手を合わせ、先人の霊を偲んでいただけたらと思います。

開園一一〇周年を新たな出発点としよう

多磨全生園入所者自治会　会長　平沢　保治

「あしたに仰ぐ不二の山　ゆうべに映ゆる秩父の嶺　空より広き武蔵野の　中に我等のすまいあり」「その名を聞け全生の　住う村人とこしえに　こころの望み抱きつつ　共に楽しく集いなん」

これは、全生園歌の一節と三節の歌詞です。明治四〇年日清・日露の戦いに国を挙げて沸き立つ中で、癩予防に関する法律十一号が公布され、内務省令によって天刑病、業病、遺伝病、恐ろしい伝染病として、らい患者一掃の撲滅運動が具体的に取り組まれ、全国五か所、東北（青森）、関東（東京）、近畿（大阪）、四国（香川）、九州（熊本）に五か所の公立の病院が旗揚げをしました。

多磨全生園は第一区府県立全生病院、東京府、関東六県、甲信越三県、愛知県、静岡県の一府十一県区域の公立病院として、明治四十二年九月二十八日に開所しました。当初は定員三〇〇名、敷地十万㎡で出発しましたが、社会に浮浪する患者を収容するということで、開所時は一五〇名前後だったと記録されています。園の運営は、絶対隔離・らい撲滅が中心で刑務所に一等軽じた形で運営され、園の運営としては、職員が監督という名の下に患者を監視する役割が殆どでした。食べ物も自給自足、看護・介助、家を建てることも、木を植えることも、あらゆる生活に欠かせない作業が患者によるものでした。患者の労働によって生活が賄われ、視力障がい者であろうと、子供たちであろうと、働かなければ運営が成り立たないという状況でした。大正四年には、「患者心得」が公布され園内に「特別病室」という牢屋がつくられ、無断で外出したり、園の運営に不満をいうものは牢につながれるという厳しいものが実施されました。同じく園内では「通い婚」という制度があり、十二畳半の女子の雑居部屋に男性が夜だけ泊まりに行くというものでした。これも皆、かわいい女房のために、外にも行かず園内の運営に忠実に努めさせる役割があり、園の運営を円滑に進めるための施策でした。大正八年から昭和二十七年までは「園内通用券」が発行され、入所者は社会で使用できる日本銀行券を使用することは罰の対象という状況でした。園の第一回土地拡張の折には現在の山吹舎の前あたりに深い穴を掘らされました。患者の外出を阻止する目的であるにもかかわらず、患者自身が穴堀りをさせられていました。私たちの先輩は、大正十一年から三年がかりで掘り続けた土を積み上げ、一〇メートルの丘を作り、松を植え、さつきを植え、また四季の花々をその丘に咲かせました。一〇メートルの丘の上からだけは外が眺められ、多くの入所者がそこをのぼりました。十二畳半の八人の共同部屋の時代、一人になれるところはトイレだけという状況の中で、日に何回も丘に登り故郷を眺め、肉親を呼び続けるという場所となりました。誰言うとなく「望郷の丘」という名がつけられ、現在も残っています。昭和六年には、国によって「癩予防法」が制定され、全国に昭和十九年までに十三か所の国立療養所が作られていますが、この法律の制定によって「無らい県運動」が強行されることになりました。病で苦しむ人以上に家族は、社会の過酷な差別を受け、学校にも行けず、嫁にも行けず、仕事にもつけない状況が生まれました。療養所では、八人の食事を一〇人で分け合い、八人部屋に一〇人で生活することが強制されていました。さすがに昭和十一年には長島で暴動が起こりました。国はこれを教訓として昭和十三年、草津栗生楽泉園に重監房を作り、そこに入獄させられた者は「死」の道を選ぶ以外に道はなかったわけです。大東亜戦争によって衣食住が窮乏の中やっと終戦を迎え、治療薬プロミンの出現によって新しい時代が始まったわけです。憲法の理念において患者たちは「治った人は、外に出してほしい」と昭和二十八年のらい予防法改正運動を行い、昭和三十九年には「不自由な人は職員によって面倒を見てほしい、病院だから病院らしい生活の出来る療養所にしてほしい」と命をかけて闘い続けました。平成五年に資料館を作り、平成八年にはようやく「らい予防法」も廃止することができました。平成十三（二〇〇一）年にはらい予防法違憲国賠訴訟にも勝利し、平成二十二年には「ハンセン病基本法」を制定するまでの運動を行いました。長い長いハンセン病に対する運動を行っていく中で、ハンセン病療養所を負の遺産として「二度とこのようなことが行われてはいけない」という国民共有の課題として存続する必要があると思います。このことを終焉に向いつつある私たちはどう活かしていくべきかと考えています。怨念を怨念で返すのではなく、厳しい状況にあっても多くの職員たち、国民から生きる力を与えられたことも無視するわけにはいきません。一一〇年の歴史を大きな財産として、宝物として、「あの人たちも人間として立派に生きてきたんだ」、そう社会に思ってもらえるような、少しでも記憶に残るような出発点にしたいと思います。多磨全生園の三十五万㎡の土地をどうするか、入所者一人になっても国が責任をもってみてくれると約束されています。その約束を、その一人がいなくなった後にどう活かしていくか、今生きている私たちは自ら考え行動しなければならないと思います。終わりに、今ある全生園のために命を落とした先輩諸氏、そして力を貸して下さった何万の人たちの思いを受け継ぎ、今生きている私たちは鎮魂の思いを刻み、一一〇周年を新たな門出としたいと思います。

差別・偏見のない世の中への懸け橋

私はハンセン病元患者として差別や偏見のない世の中への懸け橋であり続けたい。

私は昭和二〇年宇都宮陸軍病院で「ハンセン病」と診断され、「お国のために戦う」という小さい頃から感じてきた使命を失い、国辱としてハンセン病療養所に送られることになった。一時は死を決意したほど失意の中にいた。しかし「人のために生きろ」という亡き母の言葉を思い出し、生まれ変わった気がした。これが私の「懸け橋」の始まりである。私は差別、偏見のない世の中のために力を尽くすことが自分の使命であると悟った。まず自分がハンセン病であることを受け入れた。そして、国に対しハンセン病患者の権利回復の戦い、社会の人々に対し人権啓発活動を始めたのである。

こうした私の話に耳を傾けてくれた人々は一〇〇人を超えた。その一人一人が私の子どもたち、孫たちとなって今でも高齢の私を訪ねてくる。子孫を残すことの許されなかった私は、人権啓発活動を通して大家族を持つことができた。この家族がハンセン病問題を語り継ぎ、将来の明るい世の中をきっとつくってくれるだろう。そのために、命のある限り私はずっと「懸け橋」であり続けたいのである。

（文章クラブ　ふじた　さんしろう　群馬・九十三歳）

●選者のことば

藤田三四郎さん「差別・偏見のない世の中への架け橋」筆者は、生涯にわたる苛酷な体験を乗り越えて、世の中の差別や偏見をなくす活動をしたいと決意されました。人々の心に訴え掛ける強いメッセージと受け止めました。

荒木　厚（講師）

第五章

ハンセン病行政資料調査報告書より

――二〇一五年三月

群馬県

ハンセン病行政資料調査報告書

―平成二十七年三月―

群馬県保健福祉部保健予防課

平成二十五年九月に、栗生楽泉園入所者自治会から群馬県の「無癩県運動」の調査を依頼したところ、県保健福祉部予防課がその回答を提出してくださいました。それが表題にあります平成二十七年三月「ハンセン病行政資料調査報告書」です。

快く承諾してくださり、調査班を組んでまで作業を進めてくださった県保健福祉部関係者の皆様に心から感謝申し上げ、その多大なご苦労と手間に心より敬意を表します。

この報告書は「本文編」と「資料編」とで構成されており全部で七十九頁ほどありますが、ここに「本文編」を転載させていただきました。

報告書発行に寄せて

この群馬県ハンセン病行政資料調査の発端は、平成二十五年九月に国立ハンセン病療養所栗生楽泉園入所者自治会長からいただいた痛切な要望でした。改めて長い間辛く悲しい思いをしてきた元患者の皆様の人生を重く受け止め、どのような史実があったのかを明らかにしなければならないという思いの中で、平成二十六年度に健康福祉部保健予防課内に専任の職員を配置し、過去の県行政資料の調査に取り組みました。

今回の調査は県に保存されている明治三十三年度から昭和三十五年度までの行政資料を調査したものです。幸いにして本県には戦前の資料が保存されており、この保存された県行政資料を調査することで、地域の状況や県及び市町村の施策など、これまであまり触れられることのなかった調査内容となっています。

これまで群馬県では、ハンセン病に関する正しい理解の促進に努めてきましたが、元患者の方々が、社会のハンセン病に対する誤った認識により差別や偏見に苦しんできたという歴史を考えますと、あらためて痛恨の念を禁じ得ません。

こうした悲劇が二度と起こらないようにするためには、元患者の皆様の人生をしっかりと受け止め、そして後世に確実に伝えていかなければなりません。
この「群馬県ハンセン病行政資料調査報告書」がハンセン病問題はもとより、今後の感染症対策における人権尊重の重要性への認識をより一層深め、差別や偏見のない社会づくりに資するものになることを願ってやみません。

平成二十七年三月

群馬県知事　大澤正明

●目次

【本文編】

14　大正3年　警察署巡閲注意事項
15　大正5年　予防方法に関する各府県の意見
16　大正7年　全生病院収容癩患者調（郡市別）
17　大正11年　全生病院予算協議会復命書
18　大正12年　湯ノ沢集落移転及び救護施設の新設に関する県会建議書
19　大正14年　患者救護に関する内務省衛生局長通知
20　大正14年　癩患者全国一斉調査統計（内務省）
21　大正14年　全国癩患者概数（大正8年との比較）
22　昭和元年　県内癩患者調査
23　昭和2年　湯ノ沢集落患者騒擾事件に係る警察費予算追加伺
24　昭和2年　全生病院拡張に係る予算追加議案
25　昭和3年　全生病院各府県分担金の算出内訳
26　昭和5年　国立癩療養所設置に関する県会質疑
27　昭和6年　「癩予防法」（法律第58号）
28　昭和6年　群馬県における癩予防法施行細則（群馬県令第53号）
29　昭和6年　群馬県における癩予防法施行手続

30　昭和6年　知事事務引継書（国立自由癩療養地区の設置決定及び癩予防協会会員募集の一時中止）
31　昭和7年　草津癩療養所敷地内に建設する建物及び営業について（内務省通知）
32　昭和7年　群馬県県税賦課徴収条例中改正議案
33　昭和7年　巡査配置のための予算要求
34　昭和9年　陸軍大演習に係る栗生楽泉園及び聖バルナバ医院の視察概要
35　昭和10年　草津町県会議員選挙
36　昭和10年　栗生駐在所警察電話線路架設寄付願
37　昭和11年　警察署別癩患者調査表
38　昭和11年　私立・官公立癩療養所別患者異動月報
39　昭和14年　栗生楽泉園引湯問題
40　昭和16年　知事事務引継書（湯ノ沢集落移転問題）
41　昭和17年　湯ノ沢集落移転に係る予算追加及び進捗状況
42　昭和27年　知事事務引継書（県内在宅癩患者数と貞明皇后記念救癩事業募金）
43　年次不詳　癩予防に係る執務摘要
44　明治43～大正元年　草津町湯ノ沢集落移転に係る編綴書類

※凡例
・本文編に「資料○」とあるのは、資料編の番号を指す。
・資料編標題の【 】内は文書番号、続く年度は所属年度、「」内は表題
・各資料は、文書中の関連部分を抄録したもの
・原文は縦書き
・原文において漢数字で標記されていたものは、適宜算用数字に直した。
・判読不能の文字は「□」で表した。
・個人情報に係る部分の文字は「○」で表した。
・今日では差別的となる表現についても、歴史的資料であるためそのままとした。

本文編

はじめに

平成25年9月、国立ハンセン病療養所栗生楽泉園入所者自治会会長から群馬県知事宛に「無らい県運動の検証」についての要望書が提出された。これを受けて、26年度において健康福祉部保健予

防課内に資料調査班を設置し、群馬県立文書館に保存された文書の内、明治33年度から昭和35年度までの間におけるハンセン病施策に関するもの、又は関連すると思われた県行政資料計876冊を調査した。

第一章　全国調査と法律制定

第一節　全国調査と実情把握

明治33年（1900）11月、内務省衛生局は、ハンセン病に関する第一回全国調査を実施したが、この時の調査項目は、「癩病患者」と「癩病ノ血統家族」であった。調査は警察署単位で実施され、結果は警察部衛生課によって郡市別に集計し直されたのち内務省衛生局へ送付された。この時の群馬県の患者数は男性417名（64.5％）、女性230名（35.5％）の計647名、うち吾妻郡では男性136名、女性75名の計211名であった（資料1）。

明治38年（1905）の全国調査では、調査項目に大きな変化がみられる。項目のうち①「神社仏閣其他路傍ニ徘徊スル行旅患者」とは、いわゆる「浮浪患者」と呼ばれる人々であり、全国3万7431名のうち群馬県には50名が存在した。②「一定ノ居所ヲ有スルモ療養ノ資力ナシト認ムル患者」とは、住居はあるが経済的自立が困難な患者、すなわち「無資力患者」と呼ばれる人々であり、全国68877名のうち群馬県には195名が存在した。③「比較的多ク患者ノ土着若ハ集合セル部落数」は全国には985ヶ所あり、群馬県には一ヶ所存在した（資料2）。

明治39年（1906）の全国調査では患家戸数や人口に対する患者数の割合が調査されるとともに、いわゆる「浮浪患者」の実態とその原籍別調査が実施された。全国では患者総数2万3815名、うち男性1万6607名（69.7％）、女性7208名（30.3％）であるが、群馬県では患者総数613名、男性391名（63.8％）、女性222名（36.2％）であり、全国と比べると女性の比率はやや高い。また「一定居所ナキ患者原籍別」によれば、77名のうち群馬県を原籍とする患者は10名に過ぎず、残りの67名は他府県から来住した患者であった（資料3）。

明治39年（1906）の「郡市別癩患者数」（資料4）と明治33年（1900）の患者数（資料1）を比較すると、県内の患者総数は33年では647名、39年は613名とやや減少傾向をみせている。一方、吾妻郡では、33年の患者総数211名、39年は236名と増加している。男性は33年の136名から39年の133名と微減しているが、女性は33年の75名から39年の103名と増加している。

大正14年の内務省衛生局による全国一斉調査では、全国の患者数は15、351名、うち群馬県は男性474名、女性241名の計715名であり、療養の状態別で見ると、私宅が658名と圧倒的に多いが、これは全国的な傾向である（資料20）。

大正14年11月16日現在では全国の患者数は15、400名、大正8年の調査時よりも8861名減少している。なお、このときの群馬県の患者数は715名で、大正8年の調査時よりも425名増加している。（資料21）。

また昭和元年の「県内癩患者調査」では714名（資料22）、昭和11年の「警察署別癩患者調査」では978名（資料37）である。

表1は郡市別患者数の推移をみたものである。明治33年から昭和11年までの36年間に県内の患者数は331名の増加がみられる。この間、最も増加した郡市は吾妻郡であり、明治33年の211名から、昭和11年には891名となり、実に680名の急増（4.2倍）がみられた。

表1　郡市別患者数の推移

	明治33年(1900)	明治39年(1906)	昭和11年(1936)
勢多郡	82	52	13
群馬郡	82	33	16
多野郡	65	53	5
北甘楽郡	31	25	10
碓氷郡	25	11	5
吾妻郡	211	236	891
利根郡	48	63	20
山田郡	19	22	5
新田郡	8	12	1
佐波郡	32	33	4
邑楽郡	35	63	5
前橋市	3	5	1
高崎市	6	5	1
桐生市	0	0	1
合計	647	613	978

明治33年は「資料1」、明治39年は「資料4」、昭和11年は「資料37」により作成

第二節　法律の制定

明治40年（1907）「癩予防ニ関スル件」（法律第11号）が公布された。この法律により、医師

は患者を診断した場合は行政官庁に届け出ること、救護者のいない患者を収容するための療養所を設置すること、等が定められた。これにより、各地に公立療養所が設置された（資料5）。

同年の知事事務引継書には、当県が療養所設置のために5170円29銭6厘を分担支出することが記載されている（資料6）。

昭和6年（1931）には「癩予防法」（法律第58号）が制定された。「癩予防ニ関スル件」が、いわゆる「浮浪患者」や「無資力患者」を療養所の収容対象としていたのに対し、この法律では、「癩患者ニシテ病毒伝播の虞（おそれ）アルモノヲ、国立癩療養所又ハ第四条ノ規定ニ依リ設置スル療養所ニ入所セシムベシ」（第3条）とし、収容対象の範囲が拡大された。この中の第4条の規定とは、公立療養所を指している。そこにはハンセン病患者の把握や具体的に従事を禁止する職業、そしてそれに伴う生活費の支給、予防消毒方法等が記されている（資料27〜29）。

第三節　告諭と訓令

法律「癩予防ニ関スル件」の制定を受けて、明治42年（1909）七月、県では「告諭」第四号を制定した。この「告諭」は、戦前文書としては珍しい漢字ひらがな交じりの文体で漢字には全てふりがなが付けられている。内容は、ハンセン病の由来から始まり、病状の特徴、明治40年の法律制定、病気の予防方法などが記されている（資料7）。

また訓令甲第四十五号「癩患者取扱ニ関スル件」は全14条から成り、その主な条文は次のとおりであった。第1条　警察官署は癩患者名簿を調製する。第2条　癩患者の届出等があった場合は直ちに名簿に登載し、その名簿の謄本を知事に進達する。第4条　警察官署は患者を救護する時は通知書を発行する。第6条　警察官署が患者を救護する時は、内務省令により報告すべき事項のほか、次の各号を調査し知事に報告すべきとされている。その各号とは、①相貌、特徴及年齢、②着衣、所持金品の種類員数、③救護の理由、④旅行の目的、出発の年月日、経過地名及目的地名、⑤資力、⑥各扶養義務者の資力であった（資料7）。

明治42年（1909）、当県の技師が内務省衛生局府県衛生技術官会議に出席した際の復命書には、局長の訓示として、主として浮浪者中の臨床症状の顕著な患者のみを取り締まること、診断時に強制的に鏡検材料（顕微鏡検査に使用する材料）を採取しないこと、住居の衛生に注意すべきこと、隣接県は相互意志を疎通すること、とされている。また協議事項として、患者の診断は臨床上明らかに顕著であるものを除き、細菌検査の結果によって判断することや、患者の家の消毒方法が記載されている（資料8）。

これに関連して、同年の地方官会議において、本県からは細菌検査の結果によらず患者と判断できる場合があることを望む旨が諮問がされている（資料10）。

また翌明治43年（1910）には、患者等の幼老同伴者を救護し施設の養育院等に収容する場合の補助について、国に要望が出されている（資料11）。

大正3年には、各警察署に対し、訓令甲第四五号に従い患者についての調査を徹底するよう注意が出ている（資料14）。

昭和11年（1940）に警察署別のハンセン病患者数を調べているが、県内978名の内、草津町を管轄する長野原署区域に871名が在住している。また、警察署長会議において、ハンセン病患者名簿の整理を行い、新たな患者の発見や患家への消毒方法の指示、療養所への入所の勧奨などに努めるよう指示している（資料37）。

第二章　第一区府県立全生病院の成立と拡張

第一節　全生病院と患者送致

明治42年（1909）6月、県警務長は各警察署長に宛て「癩患者ヲ癩療養所ニ送致」する際の措置を指示した。それによれば、①巡査をして患者を東京府北多摩郡東村山村停車場癩療養所まで直送すること、②患者送致の際は、患者の本籍・住所・年齢・着衣等を記した送致書を作成し、患者とともに癩療養所吏員に引き渡すこと、③患者を汽車で送致する場合は、鉄道院または鉄道会社に諮って一般乗客と隔離すべき方法をとること、とある（資料7）。

同年の癩患者調によれば、本県から全生病院に収容された患者は10名とあるが、このとき、警察官が秘密に患者家族へ告諭第四号（資料7）を配布した旨が記されている（資料9）。

大正2年（1913）の知事事務引継書によると、明治42年11月現在、全生病院へ送致した患者は総計17名、内死亡6名、逃走、所在不明2名、在院9名であること、草津町における患者の集落は年々患者が増加し公衆衛生上問題があること、そのため同町が移転計画を立て、国庫補助申請中であることが記されている（資料12）。

大正7年（1918）の「全生病院収容癩患者調」によると、送致人員は22名、収容後の死亡・逃走人員は16名（72.7％）、現在収容人員は6名（27.3％）となっており、死亡・逃走する患者の割合はかなり高かった（資料16）。

昭和元年（1926）の「県内癩患者調査」にみられる「全生病院収容患者総数府県別調」によれば、全生病院の収容患者は総数782名（資料22に掲載した「昭和元年　癩患者調査表」の計は計算上780名となる）であり、最多は警視庁（東京府）の392名（50.1％）、次いで愛知県の62名（7.9％）、本県からの収容患者は32名（4.1％）であった（資料22）。

第二節　全生病院と県費負担

全生病院は、12府県が支払う分担金によって運営されていた。その算出方法は2分の1国庫補助に該当する金額と6分の1国庫補助に該当する金額に分けられ、それぞれが直接国税納額割と人口割によって算出されていた。

昭和3年「全生病院各府県分担金の算出内訳」によれば、分担金総計22万2976円のうち、本県の分担金は9231円（4.1％）で、そのうち2分の1国庫補助項目の直接国税納額割は70円、人口割は2278円であり、6分の1国庫補助に該当する金額は、直接国税納額割は1802円、人口割は7079円であった（資料25）

このような各府県の分担金は、全生病院予算協議会で決められていた。大正11年（1922）9月に東京府の庁舎で開かれた予算協議会に出席した本県衛生課職員は警察部長に宛て、次のような復命書を提出している。初日は議案説明及び質問、午後から全生病院を実況視察。2日目は各県衛生課長の会合が秘密会で行われ、予算査定が協議された。その後、午前11時から午後2時まで会議が開かれ、次のとおり議決された。①一号議案大正12年度歳入歳出予算の17万9221円71銭は原案通り決定、②二号議案大正11年度追加予算の削減（5万517円50銭）、③三号議案大正12年度追加予算1万6386円47銭は、拡張に伴う患者増員に関する費用であったが、拡張工事の竣工期が不明なため、再提案するとして原案は撤回された。なお、備考として、本県衛生課職員は①秘密会において一号議案には1割減を主張したこと、②二号議案中の建築費単価について2割減を主張したが、およそ1割減に決定したことがしるされている（資料17）。

第三節　全生病院の拡張

「資料17」の大正11年（1922）の本県衛生課職員の復命書には、内務次官から府知事宛の全生病院拡張の通牒が添付され、その中で患者150名を収容するために必要な病舎の建設が依命されている。

また、昭和2年（1927）の「全生病院拡張に係る予算追加議案」によると、全生病院への入院希望者が激増しているため、昭和元年度に土地2万5000坪を購入し、翌2年度には150名を収容し得る患者住宅・病室等を建築するため、東京府で協議会を開き、建築費14万9193円、初度調弁費2万1730円、合計17万923円が承認されたとある（資料24）。

第三章　湯ノ沢集落と聖バルナバ医院

第一節　湯ノ沢地区への患者集住

「資料44」には、草津町にハンセン病患者が集まった経緯と草津町主導による湯ノ沢集落の形成及びその移転への取組みが記されている。

草津温泉は、12代である景行天皇の時代に発見されたものであり、病気への効能が著しいと全国に知られていた。特に梅毒とハンセン病の患者に特効があるとされたことから、全国から多くのハンセン病患者が集り、一般の浴客と共同で入浴したり、雑居していたが、年々その人数が増加していった。ハンセン病患者が増加する一方、一般浴客が減少してきたことから、明治19年（1886）、草津町は、ハンセン病患者を湯ノ沢地区へ移転することとした。しかしながら、その後もハンセン病患者は増加し、明治40年頃には、再び、湯ノ沢地区と一般の町民の住む地区が隣接するようになり、草津町は湯ノ沢集落の移転を検討することとした。

明治43年3月23日付の草津町長から群馬県知事へ宛てた「請願書」には、草津町の風光明媚さと温泉湧出量の無限さを説き、温泉場経営が町の唯一の事業であり、町の盛否は温泉場の浴客の多寡にかかっているとし、「湯ノ沢ニ現存セル癩患者入浴場ヲ移転セシムル」ことが急要であり、「完全ニ病毒ノ散漫ヲ防止シ、多数来浴者ヲシテ安ンシテ滞浴セシムルノ手段」を講じることは焦眉の急であるとし、「湯ノ沢癩患者入浴場移転計画書」を提示した。移転候補地は滝尻原国有原野、移転費概算額は2万620円であった。

明治43年8月17日付の「請願書」は、「湯ノ沢区住民」の患者ら84名が連印して内務大臣に提出した文書であるが、その中で今回の移転計画の目的はハンセン病予防のためではなく、その真意は2つあり、第一は「現在ノ位置（湯ノ沢）ニ我々ヲ居住セシムルニ於テハ、上町ニ於ケル顧客の嫌忌ヲ来スル虞（おそれ）」であり、第二は「富裕ナル癩患ハ飽クマデモ之ヲ隠微シ、私欲ヲ貪ラントスルモノニ外ナラズ候」とし、「法規ノ命ゼザル限リハ死ヲ賭シテモ尚且ツ此ノ地ヲ去ラザルノ決心」であると述べている。一方、県警察部長は知事に宛てた明治44年6月26日付の「復命書」において彼等（患者）に移転を勧誘すれば、「法律上之ヲ強制スルノ途ナシト」いえども、患者移転は達成できる見込みである、と述べている。また同年6月29日付の知事から山林局長宛の回答案の中で「移転ニ就テハ、現行法上強制スヘキ明文ナキ」ものとしている。

なお、明治44年7月14日付の農商務省山林局長から県知事に宛てた、国有原野特売に関する照会の中で、①移転が確実に実行できるという資料はないのか、②移転先の国有原野は広大すぎるので計画を縮小した方が良い、③利子が低廉であるとは認められるが、成立するのか、④町債償還の財源費回答書と吾妻郡長宛町長報告書とは一致しないなどの指摘がみられる。

このことについて、明治44年8月30日付の知事から農商務省山林局長に宛てた文書には、移転が確実に実行できるという資料について、「宿屋営業者ノ十二戸ニシテ、内十一戸ハ移転ヲ承諾シ居リ」とあり、湯ノ沢の温泉場を移転させるため、まず患者専用の旅館を移転させることで、自然と患者も後をついていくと回答している。

明治44年6月の湯ノ沢集落の戸数は91戸、人口220名、寄寓者84名、合計304名であった。この湯ノ沢集落の移転に要する費用は、明治43年時点では2万5000円を予定していたが、大正元年には3万円に変更された。草津町は移転先として町から東方へ約20町（2.2㎞）離れた国有原野の特売を願い出たが、所轄する農商務省山林局は移転の確実性が認められないとして容易に許可を出さなかった。大正元年（1912）8月20日付の長野原警察分署の文書によれば、草津町では臨時町会を開き、3万円の町債募集を決定したが、資金の借入さきが見つからず、この湯ノ沢移転計画は実現しなかった。ちなみに、この頃の草津町の財政規模について、明治44年度の歳入予算は1万4377円40銭であった。

明治末年から大正初年にかけての草津町主導の湯ノ沢移転計画は実現しなかったが、その後湯ノ沢集落には全国各地から多くの患者が流入してきた。大正14年（1925）の全国調査をまとめた「癩患者ニ関スル統計」（資料20）によれば、全国の患者総数1万5351名、本県の患者数は715名、このうち本籍を群馬県に有する者は210名（29.4％）、他府県に本籍を有する者480名（67.1％）であった。他府県からの患者480名が全て草津町湯ノ沢に転入したかは確認できないが、このような転入者の多さが湯ノ沢集落の特徴となっている。ちなみにこの480名の流入患者の出身道府県は、全国42道府県に及ぶ広範囲なものであった。また大正8年（1919）と大正14年（1925）の患者数を比較した「資料21」によれば総計としては861名の減少を示しているが、この間の患者増加は10府県に限られ、その中で最も増加しているのは群馬県の425名増であった。

大正3年（1914）の「草津町温泉使用料条例」（資料13）によると、15歳以上の浴客から一人一日15銭以内、患者は半額以内となっており、「癩患者ハ其ノ指定区域外ノ温泉ニ入浴スルコトヲ得ス」とされていた。

昭和2年には湯ノ沢で騒擾事件が突発した。事件の経緯については記されていないが、この事件を取り締まるため、長野原警察署から1日10名、延べ30名が出動し、また前橋・高崎・原町署から31名の応援があった（資料23）。

昭和10年（1935）、県会議員選挙が行われたが、草津町の投票所は、二ヶ所に分かれて実施された。第一投票所は草津町役場であり、投票した選挙人は461名、第二投票所は聖バルナバ医院聖望小学校であり、投票した選挙人は65名であった（資料35）。湯ノ沢集落は草津町行政の組織としての「湯ノ沢区」として機能しており、区長を中心とした自治的な運営を営みつつあった。（資料40）。

第二節　聖バルナバ医院と栗生楽泉園

「資料34」には、昭和9年（1934）に行われた陸軍大演習の際、国の議員が草津を訪れ、国立癩療養所栗生楽泉園と草津聖バルナバ医院を視察したことが記されている。それによれば、聖バルナバ医院の開設は大正7年（1918）であり、昭和8年の事業実況として、収容患者の実人員は231名、施薬施療総件数は18万428件、児童・保育収容者の実額は4万7865円、基本財産は14万2722円せあった。

一方、栗生楽泉園は、昭和6年（1931）に12万円の国費で群馬県と協力して草津町大字栗生・瀧尻ヶ原・水ノ窪等にわたる8万坪を選定し、温泉導入・患者浴場などが建設された。同7年度には10万7000余円で水道敷設・診療所・重病舎などを新築し、同年10月に国立癩療養所栗生楽泉園と命名され、12月から患者の診療を開始した。病舎地区12万2965坪のうち自由療養地区は約1万2000坪、官舎地区は5万7250坪であった。建物は診療所1棟（99坪92）、仮事務所1棟（35坪）、集会所1棟（42坪）、患者住宅7棟（329坪90）、患者浴場2棟（64坪70）、官舎15棟（375坪87）であり、栗生相談所内には患者住宅26棟（345坪50）があった。自由療養地区には患者住宅15棟（152坪75）があり、ほかに栗生保育所があった。職員は所長以下55名が勤務していた。

国立癩療養所の新設については、「資料18」のとおり、大正12年に群馬県会議長が内務大臣宛に公衆衛生上の不安解消とハンセン病に係る患者の救護並びに予防・撲滅を行うため、国において療養所を設置することを要望する建議書を提出している。なお「資料22」によれば、国では昭和元年（1926）には府県立癩療養所に加えて国立の施設を新設する必要性が記されている。

昭和5年（1930）、群馬県会で国立癩療養所設置についての質疑がなされ、それに対する答弁には、「昭和六年度ノ予算ニ国ノ予算ニ少額デハゴザイマスガ、移転ノ経費ガ計上」されることになったと記されている（資料26）。

また「資料30」の昭和6年（1931）の知事事務引継書には、昭和5年に内務大臣の依頼により、群馬県知事を含む9名を発起人として推薦のうえ、癩予防協会の会員募集に景気回復を待ってから実施することとしている。

国立栗生楽泉園の大きな特徴は、昭和6年の知事事務引継書に「此ニ始メテ国立自由癩療養地区設置」とあるように、湯ノ沢集落の有資力患者の受入れに配意している点にある（資料30、31）。内務省衛生局長から群馬県知事に宛てた昭和年9月16日付の通知文によれば、「草津町癩療養所」は患者定員700名を想定し、その中に相当数の有資力患者を受け入れる。そのため「敷地ヲ無償ヲ以テ貸付シ、住宅ヲ建設セシメ、治療其ノ他ノ費用ハ国家ニ於テ負担スルコト」とし、有資力患者の家屋建築にかかる家屋税や湯ノ沢集落の旅館移転の場合は営業税を免除して欲しい旨の依頼をしている（資料31）。群馬県では、その依頼を受け入れ、県税賦課徴収条例の改正を行い県税免除の措置をとった（資料32）。

また、「資料33」には、栗生楽泉園の開設にあたり、内務省から同所に巡査1名を配置するよう要請があり、警務部長が内務部長に対して追加予算の要求を行っていることが記されている。

昭和14年には栗生楽泉園が創立時から草津町と契約していた白幡湯が、施設の規模及び収容患者の増大や各温泉事業者の浴槽拡張に伴い、不足するようになった。そのため、栗生楽泉園は草津町に交渉したところ、直ちに草津町長や町議がその窮状を視察し、その要求の必要性を認め、町会会議を招集し、満場一致で新たに湯畑東方の温泉も栗生楽泉園に引湯することを決定した（資料39）。

第三節　全生病院の国立移管と湯ノ沢集落の解散

昭和16年（1941）、第一区府県立全生病院は、病院敷地や建物等を国に寄付するため、見積価格を各府県に提示した。群馬県の持分財産は、土地価格16万4904円、樹木6910円54銭、建物60万8044円、工作物9万4745円、総額87万4603円54銭となり、この持分財産は国に寄付されることとなった。（昭和17年度「県参事会議案綴」※）。

昭和16年（1941）10月の「知事事務引継書」（資料40）によれば、「湯之沢部落移転処理ノ問題」に関しては、数十年にわたり折衝努力をしてきたが、実現できなかった。今回、主務省（厚生省）より「患者ニ対シ療養所ニ収容方通達セラレ」たことにより、県も態度を決し、同15年10月以来、着々と準備を進め、昭和16年3月以降、衛生課員により折衝を重ね、ついに5月7日にようやく解決をみて「覚書」の条件のとおり移転が決定した。土地家屋等全部の買収資金は、本県財団法人衛生協会が厚生省内財団法人癩予防協会から33万円を借り受けて移転を実施し、県は衛生協会に対し、33万円に対する利子を毎年補助金として交付することとなった。

前記「知事事務引継書」によれば、湯ノ沢地区住民は、世帯総数182戸、全人口574名、うち患者428名、健康者146名であった。移転条件は、（1）移転期限は一年以内、（2）移転せしむる者の範囲は、健康者・患者を問わず湯ノ沢地区住民全員、（3）土地・建物・動産の買収方法は、①湯ノ沢地域の土地・家屋は全部買収、②買収に関しては、評価委員会を組織し、県提示価格を標準とし、各個人所有別に評価、(4)移転手当は、①無資産者は一人当100円、②準無資産者は一人当50円、③有資産者は一世帯30円、というものであった。なお、移転手当からみると、「無資産者」は80世帯で300名、「準無資産者」は84世帯で224名、「有資産者」は18世帯で50名であった。

昭和16年5月22日、群馬県知事は、厚生大臣・内務大臣ほか各庁府県や朝鮮総督・台湾総督・各国立並公立癩療養所長宛に、「草津町湯ノ沢癩部落移転ニ関スル件」により湯ノ沢地区住民の移転を内外の行政首長に通達した。その中で、草津温泉並びに同部落を頼って来住旅行しようとするハンセン病患者に対しては、これをとどめてほしい旨の依頼をしている。

なお、「資料41」には、移転開始から1年後の昭和17年5月7日現在の住民移転状況が記されている。湯ノ沢地区の患者198名の入所先は、栗生楽泉園へ140名、長島愛生園へ34名、多磨全生園へ6名、東北新生園へ4名、松丘保養園へ8名、星塚敬愛園へ2名、復生病院へ4名とある。健康者の98名は、草津上町へ39名、保育所へ4名、その他55名となっており、移転の進捗率は約59%であった。移転は10月までに完了する予定で、今後の予想として、患者140名のうち136名は栗生楽泉園へ、4名は多磨全生園への入所を指導中とされ、健康者は、草津上町へ37名、保育所へ8名、その他は21名となっている。

第四章　戦後公文書にみるハンセン病患者

昭和27年の「知事事務引継書」（資料42）によると、らい予防事業として、患者は減少を示しているが、現在真症を含む十数名の患者が在宅している。これら患者の収容と検診を行うため、保健所の指導面を強化するとともに極力入所を勧励しており、3月末現在では、真症患者4名、疑患者9名との記載がみられる。

おわりに

群馬県では、群馬県立文書館に戦前の文書が多く保存されているという利点を生かし、明治、大正、昭和（戦前）の県の文書を詳細に掲載することができたが、これは、国や他道府県の調査ではあまり見られない、本県独自の特徴である。

ハンセン病に関する最初の全国調査の年（明治33年）から国のハンセン病問題に関する検証会議で強制隔離が続いていたとされる年（昭和34年）の翌年までの行政資料を調査したことで、県のハンセン病施策については確認ができたものと考える。

ハンセン病問題に関する施策は、国家施策として実施されてきたが、県においても湯ノ沢地区住民の移転に関する隔離政策に関与していたことが判明した。

県としては、この調査結果を史実として公表することを通して、ハンセン病普及啓発を始め、今後の感染症対策における人権尊重の重要性、いわゆる感染症についての正しい知識と理解のもと、差別や偏見をなくしていくことを県民とともに今まで以上にしっかりと認識していきたい。

【参考文献】群馬県立文書館所蔵　昭和十七年度「県参事会議案綴」A0181A0S 740 3-1

あとがき

このたび「風のうた」、「続・風のうた」に続き「風のうた」の三作目になります「風のうた三たび」を発刊することが出来ました。

この前に出版しました俳句集では初めての「春炬燵」が十九冊目、これで私の出版した本はちょうど二十冊となり、ひとつの節目の本となりました。

「風のうた」では詩を中心に二〇一四年十一月から二〇一六年一月までの自治会活動やＮＨＫ文章講座の作品をまとめたものです。

「続・風のうた」は栗生楽泉園入所者自治会機関誌「高原」誌等に発表した詩と随筆、二〇一六年二月から二〇一七年三月までの自治会活動記録や各紙の報道記事、講演の感想集をまとめたものです。

今回の「風のうた三たび」は二〇一七年四月以降「高原」誌等に発表したものや自治会活動記録などをまとめてみました。

一九四五年、ハンセン病を発症し「栗生楽泉園」に入所して七十四年が過ぎました。あれから私はずっと風の中にいたような気がします。私の心にはいつも風が吹き続けていました。

入所した翌年に、今は亡き石井フサと所内結婚。一九四九年、日本聖公会聖慰主教会にて洗礼を受けキリスト信徒となり、聖書を胸に信仰の日々を送りながらも、入所者自治会役員として自治会活動に入り「らい予防法」改正運動をはじめ、入所者の人権回復を柱に、当時行われていた患者作業の職員化、医療の充実、福祉の向上、生活処遇の改善のため努力を続けてまいりました。

また、そんな中でも詩、俳句　川柳、随筆と文芸にも励み、書は大場翠雨氏に師事し「峰石」の雅号を頂きました。

年を追うごとに視力はなくなり、今では本を読むことも字を書くこともできなくなり、毎日音読を聞いています。

作文は、施設のケースワーカーや自治会書記の皆様にお世話になり、口述にて文書にしてもらっています。滑舌も悪くなっており大変な作業をお願いしていますが、皆さんそれぞれ不足を補ってくれ、資料を調べてもらったりと、感謝とお礼を申し上げます。

刊行に際しましては、新葉館出版の竹田麻衣子様にご尽力を頂きました。ありがとうございました。

私は今、穏やかな風の中で、主の恵みに感謝し一日を大切に生きています。

二〇二〇年一月

藤田 三四郎

●著者略歴

藤田三四郎（ふじた・さんしろう）

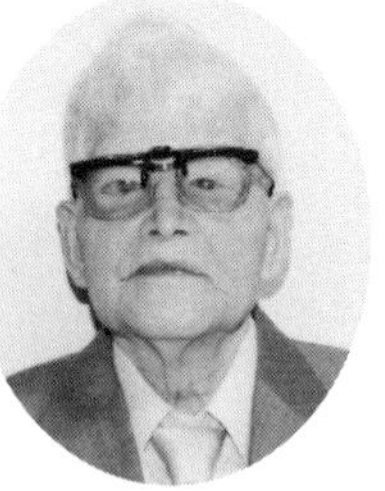

1926年2月22日　茨城県に生まれる
1945年7月7日　国立栗生楽泉園入園
1946年5月3日　石井ふさと結婚
1960年　栗生楽泉園自治会執行委員、現在に至る。
1975年　栗生高原川柳会入会
1976年　栗生詩話会入会
1978年　川柳研究社入会
1979年　東京みなと番傘川柳会入会
1988年10月10日　詩文集『方舟の櫂』皓星社
1992年5月　『藤田三四郎詩集』青磁社
1993年2月1日　散文集『マーガレットの思い出』青磁社
1994年6月30日　散文集『水仙の花を手にして』さがらブックス
1996年8月22日　詩集『出会い』土曜美術社出版販売
1996年12月22日　『月見草に出会う』土曜美術社出版販売
1998年11月22日　『一粒の麦』葉文館出版
1999年1月1日　東京みなと番傘川柳会同人・自選
2000年1月　川柳研究社幹事・自選
2000年4月1日　西毛文学同人
2000年2月22日　『私と落葉』新葉館出版
2001年　茨城新聞詩壇の部「後期賞」受賞
2002年10月28日　群馬県「県功労賞」受賞
2004年6月19日　58年連れ添った妻ふさ、78歳にて逝去
2004年6月22日　『白樺のうた』新葉館出版

２００５年３月15日　『白樺の木立を越えて』文芸社
２００６年11月22日　『マーガレットの丘』新葉館出版
２００６年　雲海俳句会会員
２００９年１月　『月光を浴びて』新葉館出版
２０１１年２月　『死の谷間母の言葉で生まれ変わる―クロッカスの香り』新葉館出版
２０１２年２月　『川柳句集 旅路の六十年』新葉館出版
２０１３年10月　『合歓の木は揺れて』新葉館出版
２０１４年　重監房資料館運営委員
２０１５年７月　『夕菅の祈り―偏見と差別解消の種を蒔く』新葉館出版
２０１６年８月　『風のうた―偏見と差別解消が芽吹きする』新葉館出版
２０１７年12月　『続・風のうた―偏見と差別解消の蕾萌え』新葉館出版
２０１９年６月　『句集　春炬燵』新葉館出版
２０２０年３月15日　逝去　94歳
２０２０年５月　『風のうた三たび―療養所生活記録・群馬県ハンセン病資料』新葉館出版

〈ＭＯＬ合同証文集に執筆〉
１９７２年　『現代のヨブたち』
１９７６年　『地の果ての証人たち』
１９７９年　『いのちの水は流れて』
１９８５年　『わたしの聖句』
１９９１年　『私の賛美歌』
１９８０年　詩話会合同詩集『骨片文字』
１９８２年　川柳会合同句集『高原』

連絡先　栗生楽泉園入所者自治会
〒３７７―１７１１　群馬県吾妻郡草津町大字草津乙６５０
☎０２７９―８８―８６７１

風のうた三たび

療養所生活記録・群馬県ハンセン病資料

○

2020年5月30日　初版発行

著　者

藤　田　三四郎

発行人

松　岡　恭　子

発行所

新　葉　館　出　版

大阪市東成区玉津1丁目9-16 4F 〒537-0023

TEL06-4259-3777 FAX06-4259-3888

http://shinyokan.jp/

印刷所

株式会社シナノパブリッシングプレス

○

定価はカバーに表示してあります。

ISBN978-4-8237-1022-3